ひざ痛を治した！

ノビ体操

銅治英雄

ACHIEVEMENT PUBLISHING

文庫版刊行によせて

『3万人のひざ痛を治した！　痛みナビ体操』初版の刊行から多くの読者に支えられ、様々な方のひざ痛の改善に寄与できたことに、整形外科医として、そして著者として、心からの感謝の意を表します。初版当時から患者さんは5万人増えて、このたび『8万人のひざ痛を治した！　痛みナビ体操』として文庫化されることになりました。文庫版を出版するにあたり、大きな内容の変更は行わず、初版のメッセージをより多くの方々に届く機会を提供したいと考えました。

ひざ痛は痛みそのものの辛さだけでなく、日常生活で活動性が低下し、肥満や高血圧、あるいは糖尿病といった生活習慣病の発症にもつながりやすくなることが報告されています。この本は、ひざ痛の症状や原因、そしてそれに対する適切なアプローチを理解し、健康な日常生活を取り戻すための一助となることを目指して執筆されました。ひざ痛は、その原因や症状によって様々な特性を持っているので、一つの解決策がすべての方に適しているという単純なものではありません。そのために本書では、個々の症状に合わせた運動療法を提案し、自分自身でひざ痛を解決できるようにしています。

なぜ「痛みナビ体操」でよくなるのか？

「痛みをナビゲーションとして利用する」というコンセプトは、本書の柱となる考え方です。痛みは、体からの警告信号であり、異常が起きていることを知らせてくれています。痛みを受け入れ、それを情報として活用することで、問題の改善に役立てることができます。痛みを感じることは誰もが避けたいものかもしれませんが、その痛みに耳を傾け、適切な対処法を見つけることが健康を保つための第一歩なのです。

一つの体操で改善しなかった場合でも、決してあきらめる必要はありません。本書の「痛みナビ体操」は、その名の通り、改善への道すじを提供してくれるものです。体操の選択肢は一つではなく、様々な体操が用意されていますので、自分に最適な体操を見つけることが可能です。「痛みナビ体操」は単なる体操ではなく、痛みの改善へ向かう方法を見つけ出す治療大系と考えていただけるといいと思います。

「体操によるひざ痛の変化」という現象は、ひざ痛改善の鍵となります。自分のひざの状態を正確に把握し、体操による変化を観察することで、痛みの原因部位を特定し、適切な体操を選ぶことができます。ひざの痛みは、骨、軟骨、半月板、靭帯、筋肉、神経など、様々な要因によって引き起こされるために、痛みの本当の原因を見極めることは難しいこともあります。しかし、多くの患者さんを診療してきた経験から、「ひざ痛の原因部位を腰椎、ひざ関節、ひざのお皿、ひざ周りの筋肉の4つに分類することで、効果的な治療が可能となる」という知見を得ました。腰椎・ひざ関節・ひざのお皿・ひざ周りの筋肉——これらの4つの原因部位に注目し、それぞれの部位に合った体操を行うことで、ひざ痛の改善が可能です。

また、ひざ痛のタイプによって、日常生活の過ごし方も異なります。腰椎型やひざ関節型の場合には、それぞれの体操に合った姿勢を心がける必要があります。また、筋肉を付けようとして、痛いのに無理に歩くと、かえって軟骨を擦り減らして、ひざの痛みを悪化させてしまいますので、痛みが強い時には安静にしている必要があります。筋肉をつけても軟骨のすり減りが治るわけではありませんので、ひざの痛みを改善するために筋肉をつける必要はありません。どうしても歩かなくてはいけないときには、杖を使ってひざの負担を減らすことも大切です。また、O脚変形がひどい場合には、巻くだけの柔らかいサポーターでは不十分なので、O脚矯正用の金属の支柱のついた膝装具も必要になってきます。このように体操だけでなく、再発を防ぐための姿勢や日常生活の工夫も大切なのです。

いくら「痛みナビ体操」でも、痛みがあまりに強くて日常生活に支障をきたす場合には、痛みの緩和のために医師の指示に従って痛み止めを使用することも一つの方法です。ただし、「変形性膝関節症診療ガイドライン」にも書いてあるように、痛み止めの長期間の使用は、消化器や心臓あるいは腎臓に副作用を引き起こす可能性があります。また、痛みを抑える薬物は一時的な効果がある反面、痛みを無理に抑えて活動することで、かえって軟骨の減少につながることもあるので注意が必要です。痛み止めには依存せず、痛みがそれほどつらくなければ薬を減らすなどして、必要最小限の使用にとどめることが大切です。私も診察の際に痛みが改善していたら、出来る範囲で痛み止めは少なくするように処方を調整しています。なお、グルコサミンやコンドロイチンなどのサプリメントは「変形性膝関節症診療ガイドライン」でも推奨されていませんので、わざわざ高いお金を払って飲む必要はありません。食事に気を付けたい方は、軟骨の成分はタンパク質なので、肉・魚・卵・豆腐といったタンパク質を多めに食べ、肥満の原因となる糖質を控えるといいでしょう。

一年前、私は東京から故郷の新潟に戻り、新たにクリニックを開業しました。東京のクリニックでは遠方から電車に乗って来る患者さんが多かったので、1ヵ月に1回のペースでリハビリをする方が多かったのですが、新潟では地域密着型のクリニックなので、周辺に地域から車で来る患者さんが多く、週に1回のペース来院できるのです。体操をするとその場ですぐに痛みがなくなる人もいるのですが、数日経ってから痛みが改善してくる人もいるので、1ヵ月おきよりも1週間おきのほうがより適した体操を処方できます。最初に提案した体操が適切でなくても1週間後に体操を変更できますし、体操で痛みが無くなったら早めに再発予防体操に進むこともできるので、改善のスピードが早いことを実感しています。

新潟という土地柄もあって農家の患者さんも多く、長年の重労働の結果としてひざの軟骨のすり減りが進んでいるのですが、そういう方にかぎって「手術はしたくないんです」「薬を飲んでも、全然よくなりません」「田んぼと畑はやめるわけにはいきません」と訴えてきます。こういう方にこそ、頻回なリハビリと装具療法、そして痛み止めの処方という3つの治療をこまめに調整していくことが重要で、新潟での診療は診察・リハビリ・装具の3つの部門が連携して頻回にリハビリができているので、「痛みナビ体操」の効果が格段に向上しています。

一般的な整形外科での治療は、まだまだ薬や注射、あるいは手術がメインです。しかし、「変形性膝関節症診療ガイドライン」にも手術以外の選択肢として運動療法が推奨されています。他の病院で手術を勧められたという人も、「痛みナビ体操」で改善した人はたくさんいますので、希望をもって体操に取り組んでみてください。本書の体操は、私のYouTube「Drドウヤの腰痛チャンネル」にも動画がアップされていますので、本だけで体操が分かりづらい方は、動画も参考にしてみてください。

今回の文庫化によって、皆さまが健康な日常生活を取り戻し、ひざの痛みから解放される一助になれば幸いです。また、本書の読者が健康な日常生活を取り戻し、一生自分の足で歩けることを願っております。

参考：「Drドウヤの腰痛チャンネル」
https://www.youtube.com/@dr.3811

はじめに

体操が、ひざの痛みの場所を教えてくれる

「痛みナビ体操って、どんな体操なんだろう」本書を手に取られてみて、そう感じた方も多いと思います。さっそく、その一部をご紹介しましょう。

下の写真のように、ひざに手を当て、ひざの関節を伸ばしてみてください。

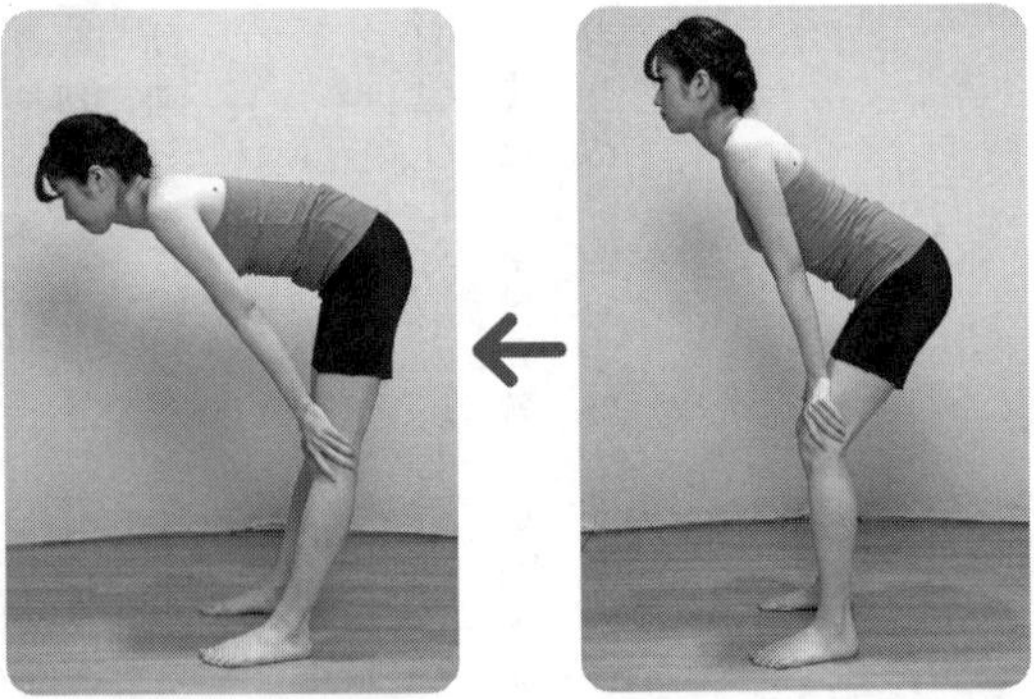

この体操を10回繰り返して痛みが軽くなれば、あなたのひざの痛みは「膝《しっ》関節伸展改善タイプ」です。

ひざを伸ばす体操で改善しなかった人は、下の写真のように、ひざに手を当て、ひざの関節を曲げてみてください。

この体操を10回繰り返して、ひざの痛みが軽くなれば、あなたのひざの痛みは、「膝関節屈曲改善タイプ」です。

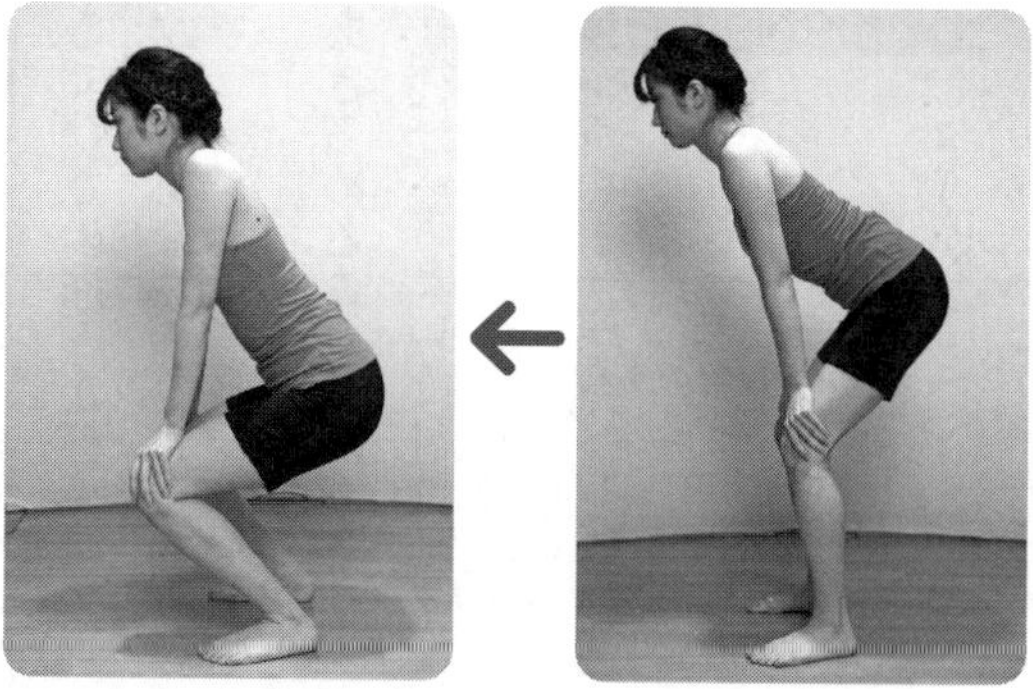

「ひざの痛みの86％は、どちらかの体操で改善する」という結果が、当院での調査から出ています。どちらかの動きでひざの痛みが軽くなったのなら、本書でお話しする「痛みナビ体操」で、あなたのひざの痛みはさらに改善する可能性が高いといえます。

どちらの体操でも改善しなかった人も、あきらめることはありません。痛み「ナビ」体操という名の通り、この体操は改善という目的地まで「ナビゲーション（案内）」してくれるのです。本書では他のタイプのナビ体操も紹介していますので、あなたのひざ痛のタイプに合った体操が見つかるはずです。

唐突ですが、一つ質問です。

「パラシュート試験」という言葉をご存じでしょうか。

「人間が飛行機からパラシュートなしで飛び降りたらどうなるか」を知るために、わざわざ飛び降りる人はいません。結果は火を見るより明らかですから。

このように、**万人から当然と思われていることをあえて検証する試験を「パラシュート試験」と呼びます。**パラシュート試験という言葉には、「当然のことを確認するだけの試験」、もっとはっきり言うと「ムダな試験」といった否定的なニュアンスが込められているのです。

現在、ひざの痛みをとるための治療として、すり減ったひざ関節を金属製の人工膝関節に取り替える**「人工膝関節置換術」**という手術があります。現代の整形外科においては、重症のひざ痛（変形性膝《しつ》関節症）に対する「当然の治療」と考えられています。

年間100万件近くの人工膝関節置換術が行われている「人工関節大

国」アメリカで、２０１５年に手術効果の検証試験が行われました。「当然」である手術に対する検証試験に関し、ハーバード大学のカッツ教授は「**人工膝関節置換術を検証することは、決してパラシュート試験ではない**」と強調し、その理由として次のようにコメントしています。

①**人工膝関節置換術を受けると、命の危険が高まる**
術後90日間での死亡率が同年代の人よりも高い（０・５〜１％）

②**人工膝関節置換術は誰にでも効果があるわけではない**
術後６か月で、約20％の患者に痛みが残っている

③**人工膝関節置換術のほかにも治療法がある**
進行した変形性膝関節症でも２／３の患者が運動療法で痛みを軽減可能

ここで、ひざ痛の原因の大半を占めている変形性膝関節症についてお話ししておきます。変形性膝関節症は、簡単にいうと**「ひざの関節軟骨がすり減ることで生じる病気」**です。

放っておくと軟骨だけでなく、骨自体が破壊されてひざ関節が変形し、動かなくなってしまう怖い疾患です。

厚生労働科学研究費補助金が行った、40歳以上の日本人の変形性膝関節症の罹患率を調べた研究によると、男性42・6%、女性62・4%と女性に多く、年齢に

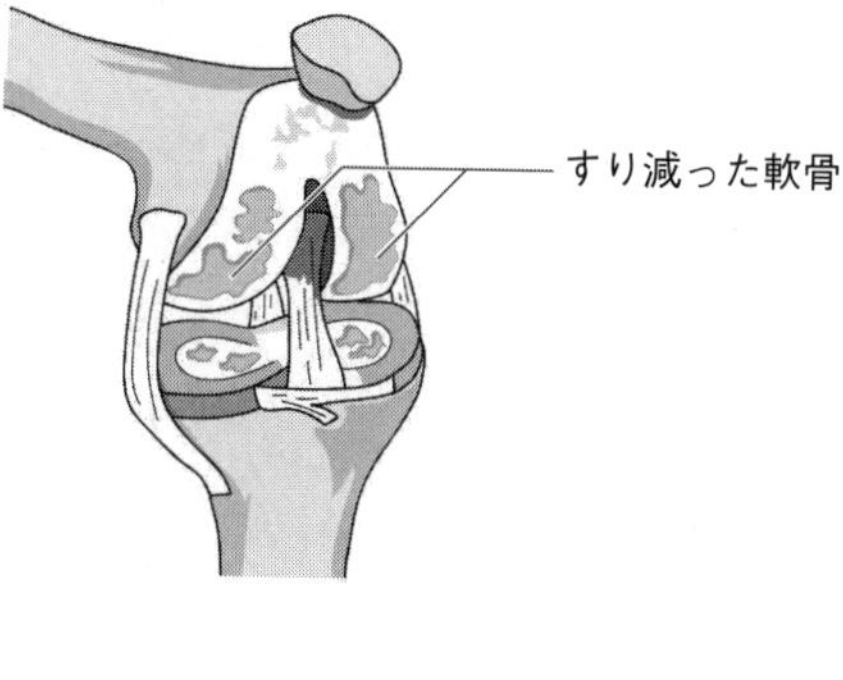

比例して高くなっていました。年齢別人口構成に当てはめると、**40歳以上の日本のひざ痛人口は約2530万人（男性約860万人、女性約1670万人）と考えられます。**

しかし、日本にはいまだ変形性膝関節症の明確な診断基準がなく、痛み方と診察所見、レントゲンなどから医師が個別に判断しているというのが現状です。

私のクリニックを訪れるひざ痛の患者さんの中には、**「病院でちゃんと治療を受けているのに、良くならない」**という人がいます。まずここでは、一般的に行われている変形性膝関節症の治療について、国際関節症学会が定めている「変形性膝関節症診療ガイドライン」（以下、ガイドライン）に沿ってお話ししていきます。

ガイドラインでは、まず手術以外の治療法、つまり保存療法を選択することを推奨しています。

■生活指導（推奨度97％）

変形性膝関節症という病気の理解、日常生活動作の指導、歩行の指導、家庭での運動指導などにより、患者主体の積極的治療が勧められています。

■運動療法（推奨度96％）

定期的な有酸素運動、筋トレ、関節可動範囲訓練の継続を推奨しています。

■消炎鎮痛薬（推奨度93％）

いわゆる「痛み止め」を飲めば痛みは軽減しますが、長期間の服用は胃腸障害などの副作用を引き起こすため、長期間の内服は避けるべきとしています。

■湿布・塗り薬（推奨度85％）

湿布や塗り薬は、経口の痛み止めよりも副作用が少なく安全です。温湿布にはトウガラシの成分のカプサイシンが含まれているため、温かく感じますが、実際に患部の温度が上がっているわけではありません。温湿布は刺激が強いので、皮膚のかぶれなどの副作用を生じやすいとされています。

ガイドラインでは、保存療法で十分に痛みが取れない場合に、手術を考慮すべきとしています。

■関節鏡手術（推奨度60％）

「関節鏡」と呼ばれる器具で傷んだ軟骨や半月板を切除する手術ですが、この手術と皮膚を切開するだけの手術（プラセボ手術）とで有意な差がなかったという研究もあるため、推奨度は低くなっています。

■高位脛骨《けいこつ》骨切り術（推奨度75％）

ひざ痛の原因となるO脚を矯正するため、脛骨（すねの内側の細長い骨）を楔《くさび》状に切る手術です。骨がつくまでに約3か月かかるうえ、手術がうまくいっても、徐々に変形性膝関節症が進行し、最終的に人工膝関節置換術が必要になることもあり、「人工膝関節置換術を10年遅らせることができる手術」としての位置づけとなっています。

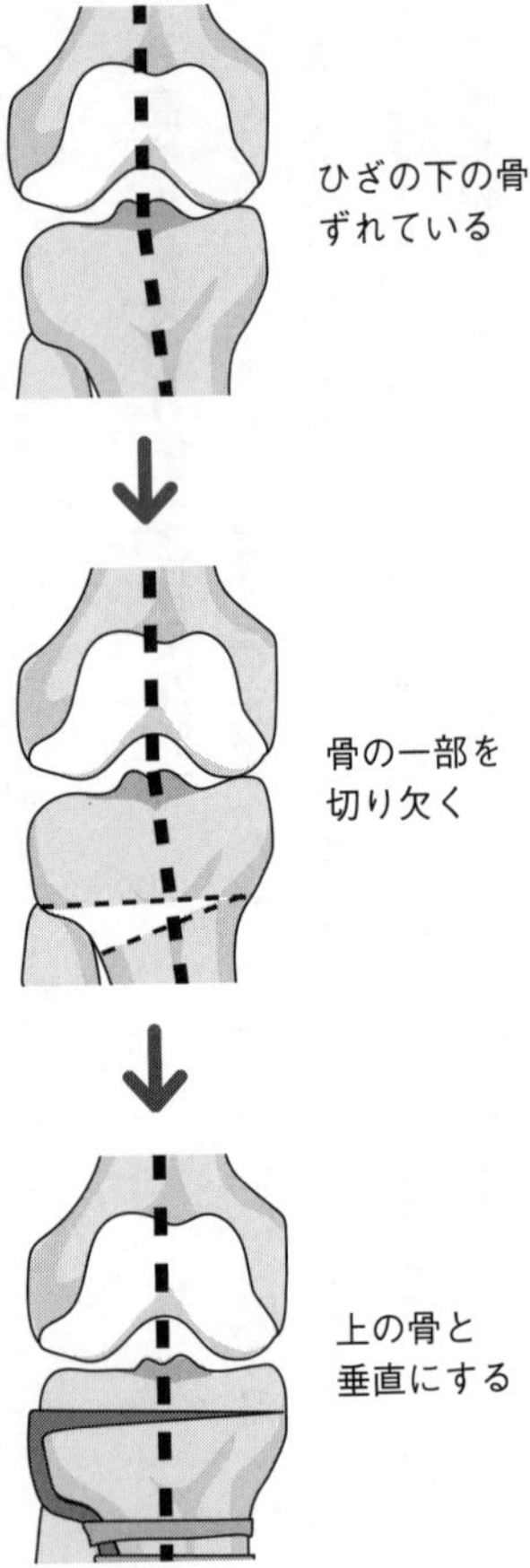
ひざの下の骨が
ずれている
骨の一部を
切り欠く
上の骨と
垂直にする

■人工膝関節置換術（推奨度96％）

すり減ったひざ関節を切除し、金属製の人工関節に入れ替える手術で、現在のひざ痛手術の主流になっています。

すり減った関節を人工物に入れ替えるため、痛みは劇的に改善されますが、ひざを深く曲げることができず、正座ができなくなってしまいます。また、10～20年すると関節がゆるみ、交換手術が必要になることがあります。

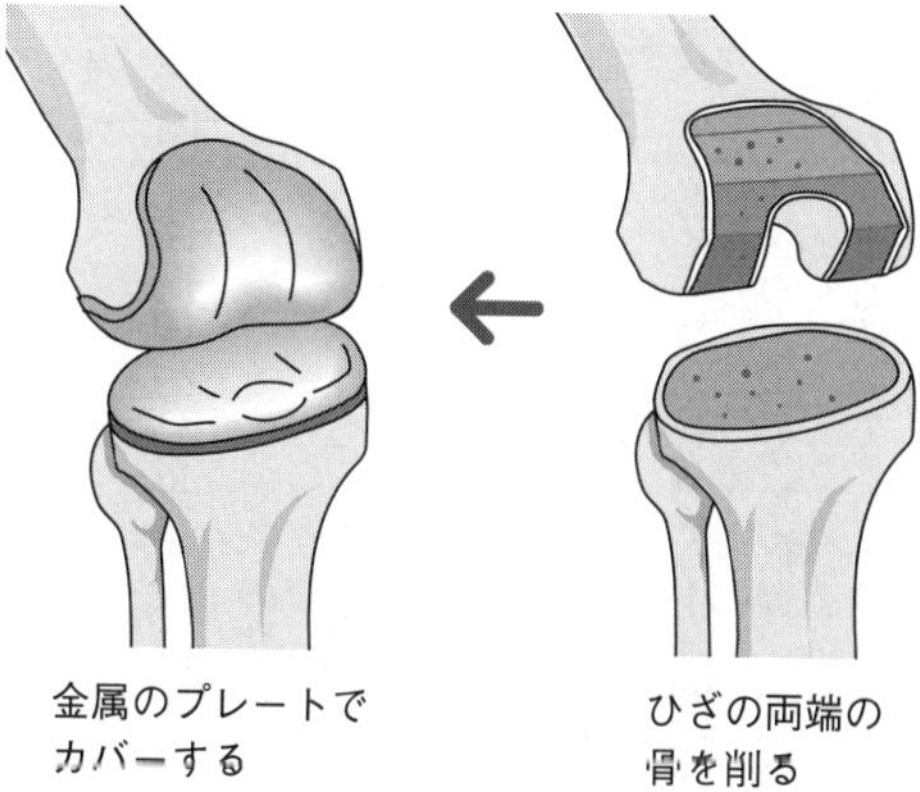
ひざの両端の
骨を削る
金属のプレートで
カバーする

人工膝関節置換術は当然の手術と思われているためか、その効果を科学的に検証する試験はあまり行われてきませんでした。しかし、２０１５年にデンマークのスコウ氏らが、人工膝関節置換術の効果を検証する研究を行いました。結果として非常に興味深いため、ここでその結果についてお話しします。この研究が、カッツ教授が「パラシュート試験ではない」とコメントした研究になります。

中度〜重度の変形性膝関節症患者１００人を無作為に**「人工膝関節置換術グループ（以降、置換グループ）」**50名と**「保存治療グループ（以降、保存グループ）」**50名に分け、置換グループには通常の人工膝関節置換術を行い、保存グループには運動療法とひざのしくみの教育、食事のアドバイス、インソール作製と鎮痛薬処方による治療を行いました。

その結果、一年後にひざの症状が15％以上改善した人の割合は、置換グループで85％、保存グループで67％というデータが出ました。

この研究で注目すべき点は、２つあります。

一つは、観察期間の一年間において健康上の重大な問題（手術が原因ではないものも含む）が、保存グループでは6例しかなかったのに対し、手術を行った置換グループでは26例と、明らかに多かったことがあげられます。

ひざに限ると、保存グループでは手術を要した拘縮（可動域の制限）が1例のみだったのに対し、手術グループでは深部静脈血栓症3例、手術を要した拘縮3例・人工関節感染1例、大腿骨顆上骨折1例という結果でした。やはり、人工膝関節置換術はリスクを伴う治療といえます。

もう一つは、保存治療でも有意な改善が、67％の患者で認められたことです。保存グループで痛みが15％以上改善した割合は69％（置換グループは83％）、日常生活動作が15％以上改善した割合は59％（置換グループは89％）、生活の質が15％以上改善した人の割合は69％（置換グループ89%）でした。

このように、**保存治療の改善成績は人工膝関節置換術には及ばないものの、保存治療だけでも、かなりの改善が見込めることが分かったのです。**

私も、以前は手術を行っていましたし、手術を否定するつもりはありません。しかし、手術のデメリットを考えると、**「手術はあくまで最終手段」**と考えざるを得なくなったのです。すぐに痛みを改善したい人にとっては、人工関節は適した治療法だと思います。ただし、手術に潜む命の危険や後遺症の可能性を承知した上で、手術を受けてください。

手術のリスクを避けて自宅でひざの痛みを改善したい人にとって、この本は価値があります。ただし、**痛みの改善には、自分で体操や生活習慣の改善に取り組む自主性と、ある程度の時間が必要であることを理解してください。**

私のクリニックに来院する患者さんの中には、手術後に消えないひざの痛みであっても、本書で紹介する痛みナビ体操で劇的に改善するケースもよくあります。ですから、長年のひざ痛や、「手術しかない」といわれた変形性膝関節症でも、あきらめることはありません。何十年と付き合っている自分のひざ関節なのですから、すぐに取り替えてしまうのではなく、まずは自分で痛みを改善させる対策に取り組んでみてください。

ＰＡＲＴ１では、痛みナビ体操の前に行う痛みナビ診断についてお話ししています。まずこちらを理解してから体操に進むようにしてください。

ＰＡＲＴ２では、自宅でできる痛みナビ体操の内容をカラー写真で解説しています。しっかり読んで、毎日実践しましょう。

ＰＡＲＴ３では、ひざ痛の原因となる４つの部位について図解で解説しています。痛みを克服する上で、痛みのしくみを知ることはとても大切です。

ＰＡＲＴ４では、痛みの根本原因となる姿勢のとり方をはじめとする日常生活でのひざの整え方を、日記や食事療法もからめてお話しします。

ＰＡＲＴ５では、Ｑ＆Ａ形式でさまざまなひざの疑問にお答えしています。

ＰＡＲＴ６では、実際に痛みナビ体操によってひざの痛みが改善した患者さんの生の声を掲載しています。ビフォーアフターのレントゲン写真もありますので、視覚的にも体操の効果がご理解いただけると思います。

希望を持って、痛みナビ体操に取り組んでいきましょう。

平成28年3月

銅冶英雄

目次

PART 1
まず、痛みナビ診断で痛みの「型」を知ろう

PART 2
さあ、自宅で実践！「痛みナビ体操」

PART 3
痛みの原因は「4つの部位」にあった

PART 4

一生痛まないひざが手に入る生活習慣

PART 5

ズバリ回答！ひざ痛Q＆A

PART 6

痛みナビ体操で人生を取り戻した人たち

PART

1

まず、痛みナビ診断で痛みの「型」を知ろう

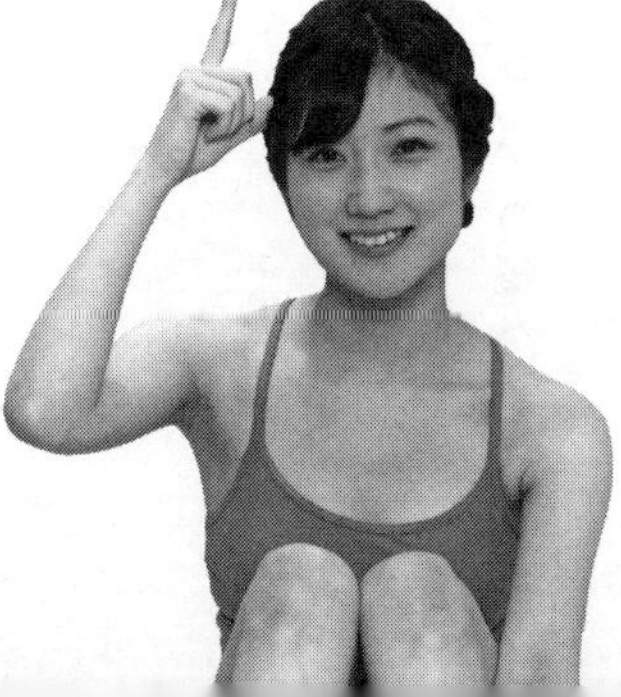

動作で痛みの場所を見きわめる、それが痛みナビ診断

やみくもに筋トレやウォーキングを行っても、ひざの痛みは和らぎません。ひざ痛を根治に導くには、痛みの原因となる箇所を見つけ、それに合った体操を行うことがいちばんです。

最適な体操を見つける手がかりとなるのが、**「動きによるひざの痛みの変化」**です。当然ながら、痛みの程度やひざの可動範囲、歩きやすさなど、ひざの状態をいちばんよく知っているのは本人です。ですから、体をどう動かせば痛みが楽になるのか、逆に痛みが強くなるのかを判断できるのも本人だけなのです。

そこで私は、特定の動作によるひざの痛みの変化を手がかりに原因部位を特定し、自分に合う運動が見つかる**「痛みナビ体操」**を考案しました。

衛星からの信号により正しい道順を教えてくれるカーナビのように、痛みという「信号」をナビゲーションにして適切な運動方向を見つけ、痛みを根本的に取り除く治療法です。

痛みナビ体操をしてはいけない人

とはいえ、この体操は全員にすすめられるわけではありません。次の項目にあてはまる方は、残念ながらNGです。

●転倒や捻挫が原因でひざ痛になった人

こういったひざの外傷では、靭帯損傷や半月板損傷、骨折の可能性があるため、まず安静と、サポーターやギプスなどによる固定が必要になります。

靭帯損傷や半月板損傷の場合、怪我から時間が経っていて、急性期でなければ体操をしても大丈夫です。骨折も、治っていれば大丈夫です。

●発赤（皮膚の赤み）を伴うひざ痛がある方

化膿性膝関節炎などの感染症の可能性があるので、体操をしてはいけません。化膿性膝関節炎には、抗生物質やひざ関節の膿を出す治療が有効です。

●ひざに腫瘍がある方

これが原因の可能性は低いのですが、体操をしてしまうと逆に悪化する危険がありますので、まずは医師の診察を受けて、適切な治療を受けましょう。

●関節リウマチの方、人工膝関節手術を行った方、ステロイドホルモン剤を使っている方

主治医に相談のうえ、注意しながら体操を行いましょう。体操中に痛みが強まるようなら、ただちに体操を中止し、医師の診察を受けてください。

以上に当てはまらない方は、体操を行っても大丈夫です。ぜひ痛みナビ体操を試して、ひざの痛みを改善してください。

「痛みナビ診断」をしてみよう

痛みナビ体操では、腰やひざを動かしてから「**痛みの強さ・可動範囲・歩きやすさ**」の三点の変化を確かめます。

①痛みの強さ

痛みが弱まれば……「改善」

変わらなければ……「不変」

強くなれば……「悪化」

②可動範囲

ひざを曲げ伸ばしできる範囲が大きくなれば ………「改善」
変わらなければ ……「不変」
小さくなれば ……「悪化」

③ 歩きやすさ

歩きやすくなれば ……「改善」
変わらなければ ……「不変」
歩きにくくなれば ……「悪化」

こうして腰やひざなど各部位の体操を行った後、①〜③の結果を総合的に診断して「改善」となった場合は、その部位が痛みの原因と考えられるため、それぞれに適した体操（ＰＡＲＴ２参照）を行います。
「不変」や「悪化」の場合は、他の方向の運動や他の部位の運動を試し、改善する体操を見つけていきます。

運動後、ひざの痛みの場所が変わることがあります。ひざの内側にあった痛みが外側に移動したり、裏側にあった痛みが前側に移ったりすることがあります。こういった痛みの場所の変化は、改善する過程で起こることもあれば、悪化する過程で起こることもあります。

痛みの範囲が小さくなるときは改善していることが多いのですが、判断が難しいことも多いので、痛みナビ体操の要素には入れていません。

「痛みの場所が変わることがある」ということだけは覚えておきましょう。

ひざ痛の「型」を知る

痛みナビ体操の特長は、腰やひざの運動を順番に試しつつ、そのつど、痛みナビ診断をもとに症状の改善・不変・悪化を診断し、自分に適した運動を見つけられる点にあります。

レントゲンでひざ関節に強い変形があっても、所見が痛みと必ずしも一致するとは限りません。まずは、決められた順番に沿って体操してみてください。

■「腰椎型」のひざ痛

私のクリニックのデータでは、ひざ痛の68％に腰椎（腰の部分の背

骨）が関わっています。そのため、いきなりひざ関節を治療するのではなく、腰痛の有無にかかわらず、まずは腰椎の体操を行ってもらい、ひざ痛の変化を調べます。

具体的には、次の3つの動きを順番に行います。

> ❶腰を後ろに反らす（後屈）
> ↓
> ❷腰を前に曲げる（前屈）
> ↓
> ❸お尻を左か右にずらす（側方）

腰椎を❶〜❸のいずれかの方向に動かした後に痛みが改善したら、「腰椎型ひざ痛」と判断できます。

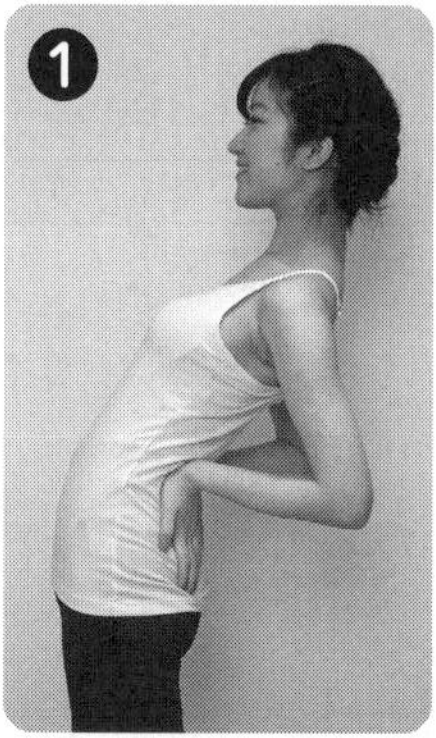

腰を後ろに反らす

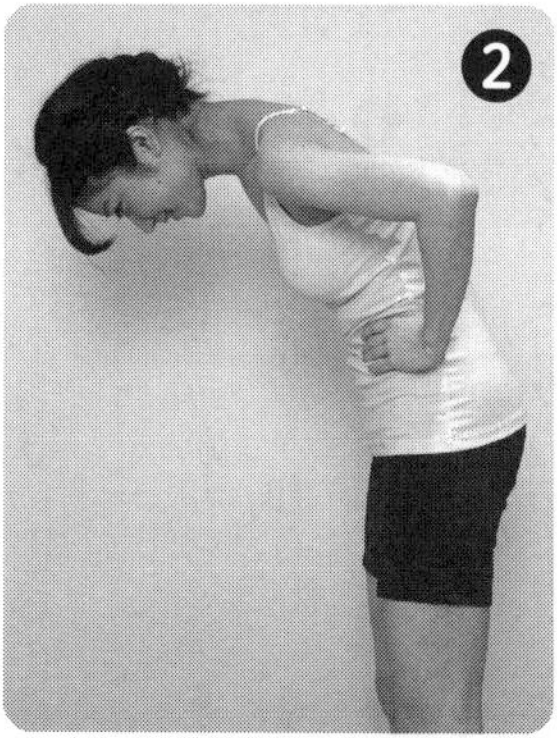

腰を前に曲げる

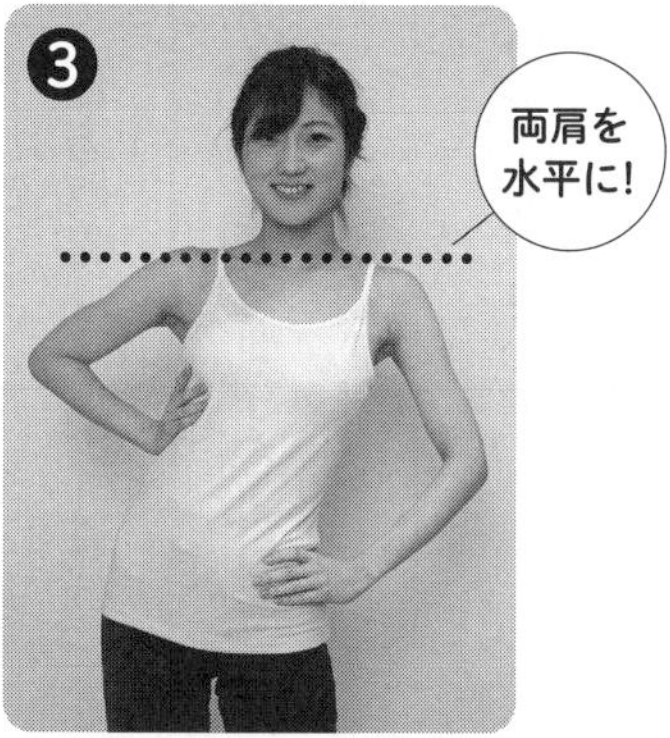

お尻を左か右にずらす

さらに、そのときの腰椎の運動方向に応じて三タイプに分類します。

❶後屈で痛みが和らぐ ⬇ 腰椎・後屈改善型（後屈改善型）
❷前屈で痛みが和らぐ ⬇ 腰椎・前屈改善型（前屈改善型）
❸側方で痛みが和らぐ ⬇ 腰椎・側方改善型（側方改善型）

私のクリニックのデータでは、後屈改善型は腰椎型ひざ痛の中で92％を占めています。ですから、最初に後屈運動から試します。

まず、腰を後ろに反らす運動を10回行ってください。

運動によって痛みが軽くなったり、可動範囲が広くなったり、歩きやすくなったりした場合、「後屈改善型」だと分かります。

後屈しても痛みが改善しない、もしくは悪化した場合、腰を前に曲げる前屈運動を10回行います。前屈運動で痛みが軽くなったり、可動範囲が大きくなったり、歩きやすくなったりした人は「前屈改善型」です。前屈改善型は、腰椎型ひざ痛の中で8％を占めます。

後屈でも前屈でも痛みが改善しない、または悪化した人は、立ってお尻を左右真横にずらす運動を10回試してみてください。この運動でひざ痛が改善した人は、「側方改善型」です。腰椎に異常が生じ、片側のひざ関節だけに強い痛みが現れるのがこの型で、左右どちらかにお尻をずらしたときに痛みが和らぐという特徴があります。

■「関節型」のひざ痛

腰椎の運動でも改善しない場合、次にひざ関節を伸ばしたり、曲げたりする運動を行いましょう。痛みが和らげば「関節型ひざ痛」です。

❶ひざを伸ばすと改善する（伸展改善）
❷ひざを曲げると改善する（屈曲改善）

の2パターンのうち、多いのは前者です。

私のクリニックのデータでは、伸展改善型はひざ関節型の中で86％を占めています。理由は、生活習慣に大きく関わっていると考えられます。日常生活では椅子に腰かけていたり、床に座っていたりして、ひざの関節を曲げている姿勢がほとんどです。畳の上で生活している人も、あぐらをかいたり、正座をしたり、横座りをしたりすることが多く、ひざを曲げている時間がほとんどでしょう。このようにひざ関節を曲げてばかりいると、関節包（関節を包む組織）が屈曲方向にゆがみ、痛みが生じるのです。

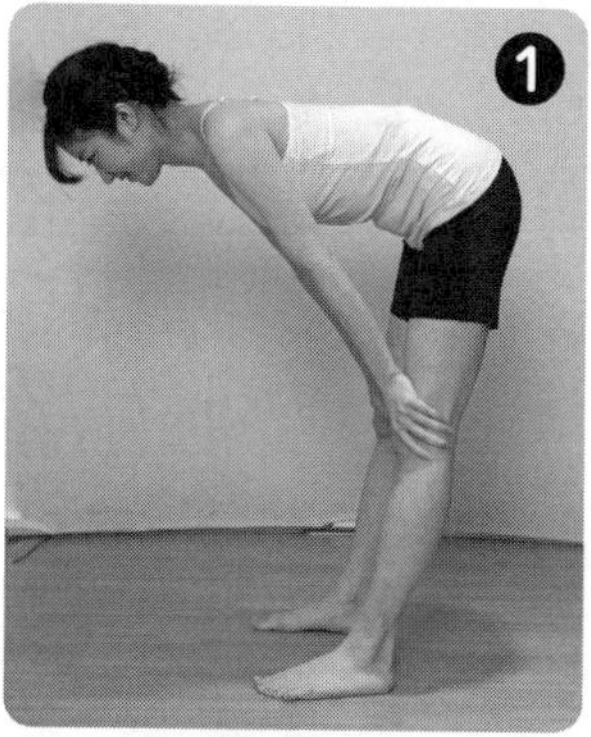

ひざを伸ばす

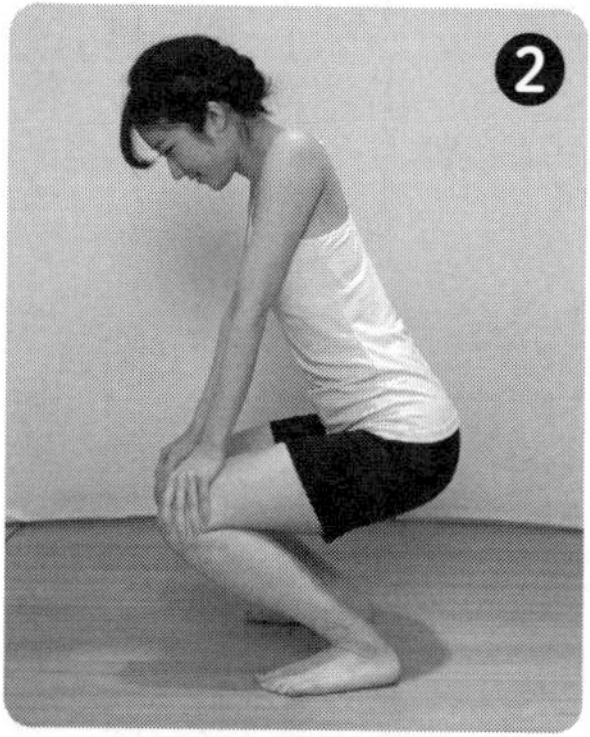

ひざを曲げる

反対に、立ち仕事などで日常的に立っている時間が多い人は、ひざ関節を伸ばしている姿勢が多くなります。しかし、関節を伸ばしてばかりいても、今度は関節包が伸展方向にゆがんで痛みが生じてしまいます。

私のクリニックのデータでは、屈曲改善タイプは、関節型の中で29%を占めます。関節包がゆがんで炎症が起こったり、関節軟骨がすり減ったりしたことが原因と考えられます。関節包が原因であれば短期間で効果が期待できますが、炎症が原因であれば程度により改善期間は異なってきます。軟骨が原因であれば、効果が出るまでにさらに時間がかかります。

関節型ひざ痛は、運動方向により2つのタイプに分けられます。

❶ひざを伸ばすと痛みが和らぐ
➡関節・伸展改善型（伸展改善型）

❷ひざを曲げると痛みが和らぐ
➡関節・屈曲改善型（屈曲改善型）

私のクリニックのデータでは、伸展改善タイプは関節型ひざ痛の中で71％を占めていますので、最初に伸展運動から試します。

ひざ関節を伸ばす運動を10回行い、痛みが弱まったり、可動範囲が広くなったり、歩きやすくなったりした場合は、「伸展改善型」です。このタイプには、「はじめに」でお話ししたひざ伸ばし体操が最適です。

関節を伸ばしても痛みに変化が見られない、もしくは悪化する場合、屈曲型改善かどうかを調べます。ひざを曲げて痛みが改善すれば、「屈曲改善型」に分類されます。屈曲改善型の人には、同じく「はじめに」でご紹介したひざ曲げ体操が適しています。

ひざ関節が痛みであまり動かず、曲げ伸ばしをうまくできない人もいると思います。その場合は、関節をゆるやかにゆらす運動を行います。進行期や末期の変形性膝関節症では、関節を大きく動かせないことがあるので、この体操は特に有効です。

関節の軟骨は血流が少ない組織で、軟骨への栄養は、関節液からミルキング（乳しぼり）作用で供給されます。ですから、ひざ関節をゆるやかに動かし、関節液の循環を促すことで、時間をかけて関節軟骨を修復させる必要があるのです。

少し専門的なお話になりますが、関節の炎症には、NF-κB（エヌエフ・カッパー・ビー）という物質が関係しているという研究があります。

軟骨の細胞に適度な刺激を加えると、NF-κBが減って炎症が弱まり、強い刺激を加えると、NF-κBが増えて炎症が強まることが明らかになりました。これで、ゆらし運動が関節軟骨型のひざ痛に効果的な理屈が説明できます。

■「お皿型」のひざ痛

腰椎とひざ関節の運動を行っても改善がなければ、お皿のずれからくるひざ痛を疑いましょう。

> お皿の周りを指で押しながら、ひざを前後にゆらします。

これで痛みが和らげば、「お皿型ひざ痛」です。

お皿の動きは通常、意識することができません。とくにお皿が内側や外側に片寄っているときは、ひざの体操だけでコントロールすることは困難です。ずれているといっても、脱臼するほどずれているわけではありません。お皿周りの靭帯や筋肉が異常に緊張しているために、お皿の動きが内側か外側に少しだけずれてしまうのです。

しかし、その状態が長い間続くと、膝蓋大腿関節の関節軟骨を傷めてしまいます。そして関節軟骨が傷むと、膝蓋骨の動きを制限しようとして、周りの靭帯や筋肉がさらに緊張してしまうという悪循環が起こってきます。

お皿周りの靭帯や筋肉の緊張は、お皿の周りを指で押してみて、痛みを感じる部位（**圧痛点**）の有無で分かります。もしお皿の周辺に圧痛点が見つかったら、お皿型ひざ痛の可能性があります。

お皿型ひざ痛の痛みナビ診断は、お皿周りのどこに圧痛点があるのかを見つけることから始めます。一つ注意してほしいのが、ひざを深く曲げすぎるとお皿周りの組織が緊張して指が奥まで入らなくなり、圧痛点が分かりにくくなってしまうことです。

反対にひざを完全に伸ばすと、お皿周りの組織がゆるくなりすぎ、押したときにお皿がずれて圧痛点を見つけにくくなってしまいます。お皿周りの圧痛点を見つけるには、軽くひざを曲げた状態で行ってください。

お皿型ひざ痛には、圧痛点の位置により、４つのタイプがあります。

まずは次ページの写真❶〜❹のように、ひざ関節の奥の中心に向け、両手の親指で膝蓋骨の周囲を押していきます。

圧痛点が見つかったら、少しずつ位置をずらしながら、最も痛みを感じるポイントを探します。見つけたら、その圧痛点を押しながら体操を行います（１０１ページ以降参照）。体操で痛みがなくなったら、別の圧痛点を探します。

❶ お皿の内下側《ないかそく》を押すと痛みが和らぐ

↓

内下方改善型

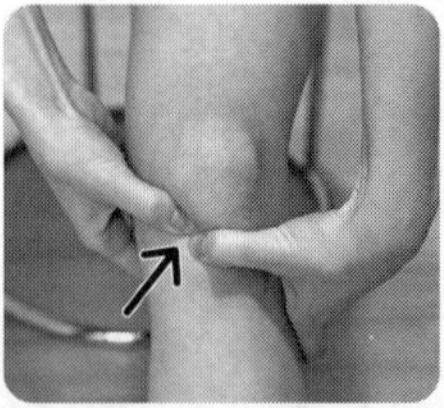

❷ お皿の外下側《がいかそく》を押すと痛みが和らぐ

↓

外下方改善型

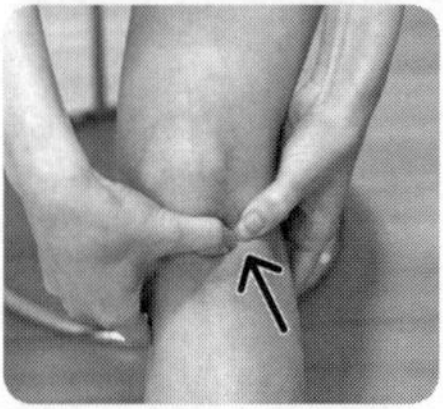

❸ お皿の内上側《ないじょうそく》を押すと痛みが和らぐ

↓

内上方改善型

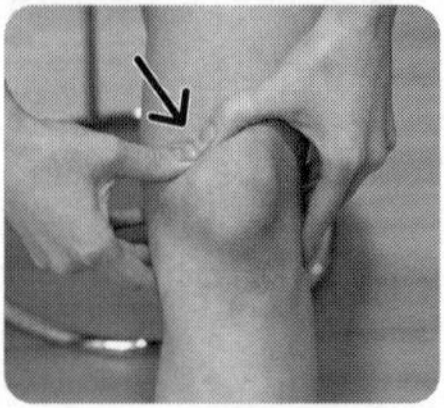

❹ お皿の外上側《がいじょうそく》を押すと痛みが和らぐ

↓

外上方改善型

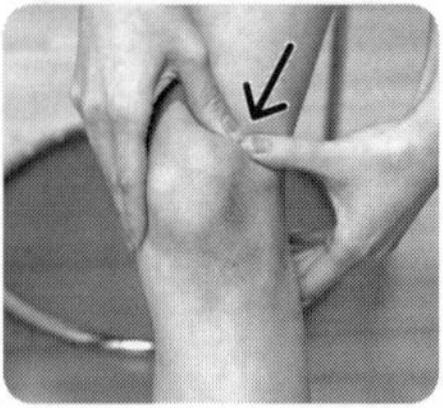

■「筋肉型」のひざ痛

❶〜❹のいずれの運動を行っても痛みが残っているなら、筋肉を押しながらゆらし運動を行います。これで痛みが和らげば、「筋肉型ひざ痛」と判断できます。

ひざに問題があると、関節を保護するために筋肉が過剰に緊張（防御性収縮）しますが、緊張が長期間続くと、筋肉が常に収縮している状態（**スパズム**）になり、筋肉自体が痛みの原因になってしまいます。このタイプのひざ痛の改善には、スパズムを起こしている筋肉をゆるめることが効果的です。

ひざの動きに関係する筋肉は、実にたくさんあります。

・ふくらはぎの筋肉……下腿《かたい》三頭筋（腓腹《ひふく》筋・ヒラメ筋）

・太ももの筋肉…………大腿四頭筋（内側には内側広筋《ないそくこうきん》、外側には外側《がいそく》広筋《こうきん》、前方には大腿直筋、深部には中間広筋）

・太もも後ろの筋肉……ハムストリングス（大腿二頭筋・半膜様筋・半腱様筋）

など

このように、多くの筋肉がひざの動きに関わっているため、いくつかの筋肉が複合して痛みの原因となっています。

腰椎からの神経痛があれば、その神経が支配する筋肉の緊張が強くなります。関節包がゆがんでいたり、関節軟骨が傷んでいたりすれば、関節を動かさないようにするために、ひざ関節周りの筋肉が緊張します。お皿のずれがあれば、お皿周りの筋肉が緊張します。そして、筋肉の異常な緊張が続くと、「スパズム」によりかえってひざの動きが悪くなり、関節への悪影響を及ぼすこともあります。長年のひざ痛の場合、このような痛みの悪循環に陥っていることが考えられます。この場合、関節を動かす体操と同時に、筋肉の緊張をゆるめる体操を合わせて行うとさらに効果的です。

筋肉型ひざ痛の人は、筋肉の一部を押すと、「ズーン」と響くような鈍痛が生じる圧痛点が見つかるはずです。ひざ周りの筋肉はたくさんあって分かりにくいのですが、いちいち筋肉の名前を確認しなくても、普通に押して、痛い場所を見つければ大丈夫です。

筋肉型ひざ痛には、圧痛点のある筋肉により、次ページの4タイプに分かれます。

❶ ふくらはぎを押すと
痛みが和らぐ

⬇

ふくらはぎ改善型

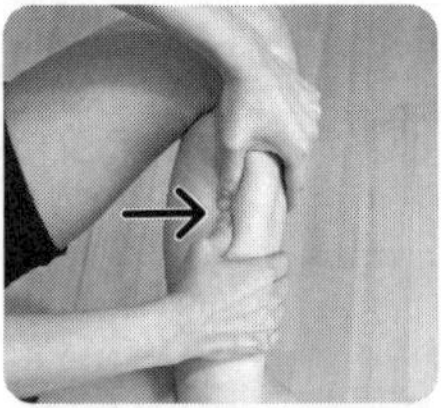

❷ 内側広筋を押すと
痛みが和らぐ

⬇

内太もも改善型

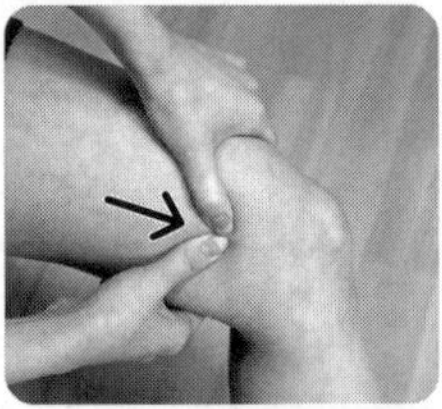

❸ 外側広筋を押すと
痛みが和らぐ

⬇

外太もも改善型

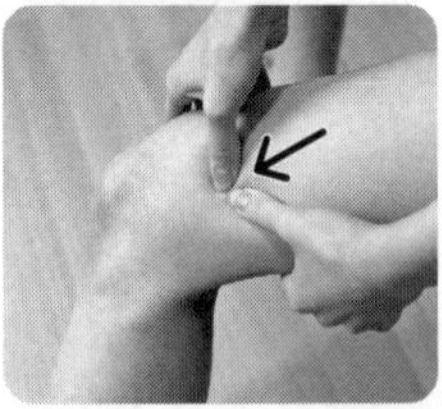

❹ ハムストリングスを
押すと痛みが和らぐ

⬇

太もも裏改善型

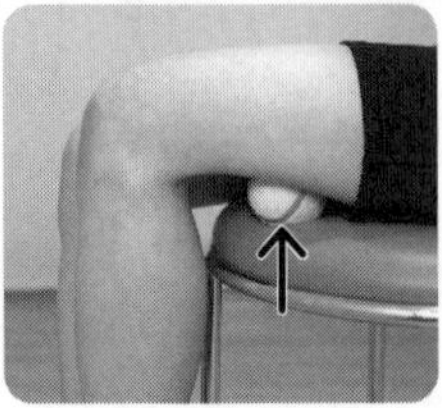

■ひざ痛のタイプが変わったり、併発したりすることもある

自分に合った体操で痛みが改善していても、ある日、急に痛みの改善が見られなくなったり、悪化したりするときがあります。そのときは再び痛みナビ診断を行い、自分のひざ痛のタイプが変わっていないかどうかを調べましょう。細かく体操の軌道修正を行うことで、ひざ痛の根治を目指していくことが大切です。

また、前ページの4つの原因部位が併発していることもよくあります。その場合、それぞれの原因部位に適した体操を合わせて行うことで改善できます。とくに経過が長い場合は、4つの部位すべての体操を行うことも考えましょう。

痛みナビ体操の成否は、患者さん自身が主体的に治療に取り組むかどうかにかかっています。**「薬や手術に頼らず、自分で治す」**という前向

きな気持ちを、決して忘れないようにしてください。きっと効果が現れます。

PART

2

さあ、自宅で実践！
「痛みナビ体操」

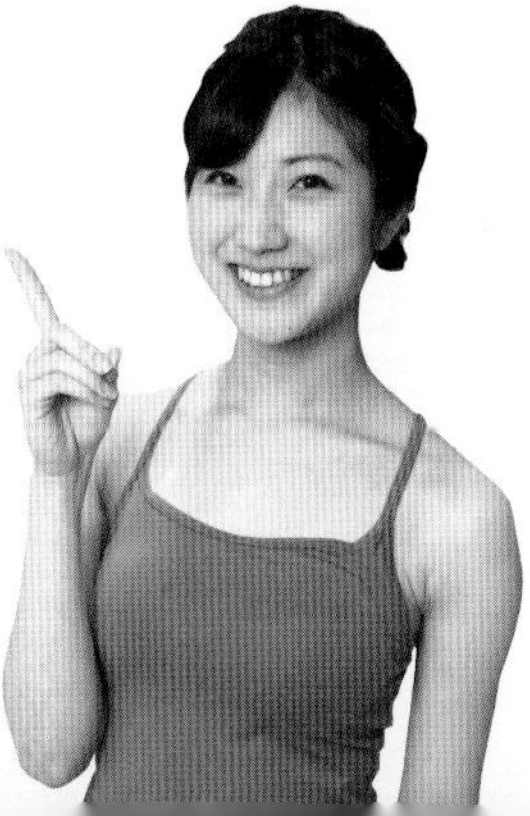

ひざの図解

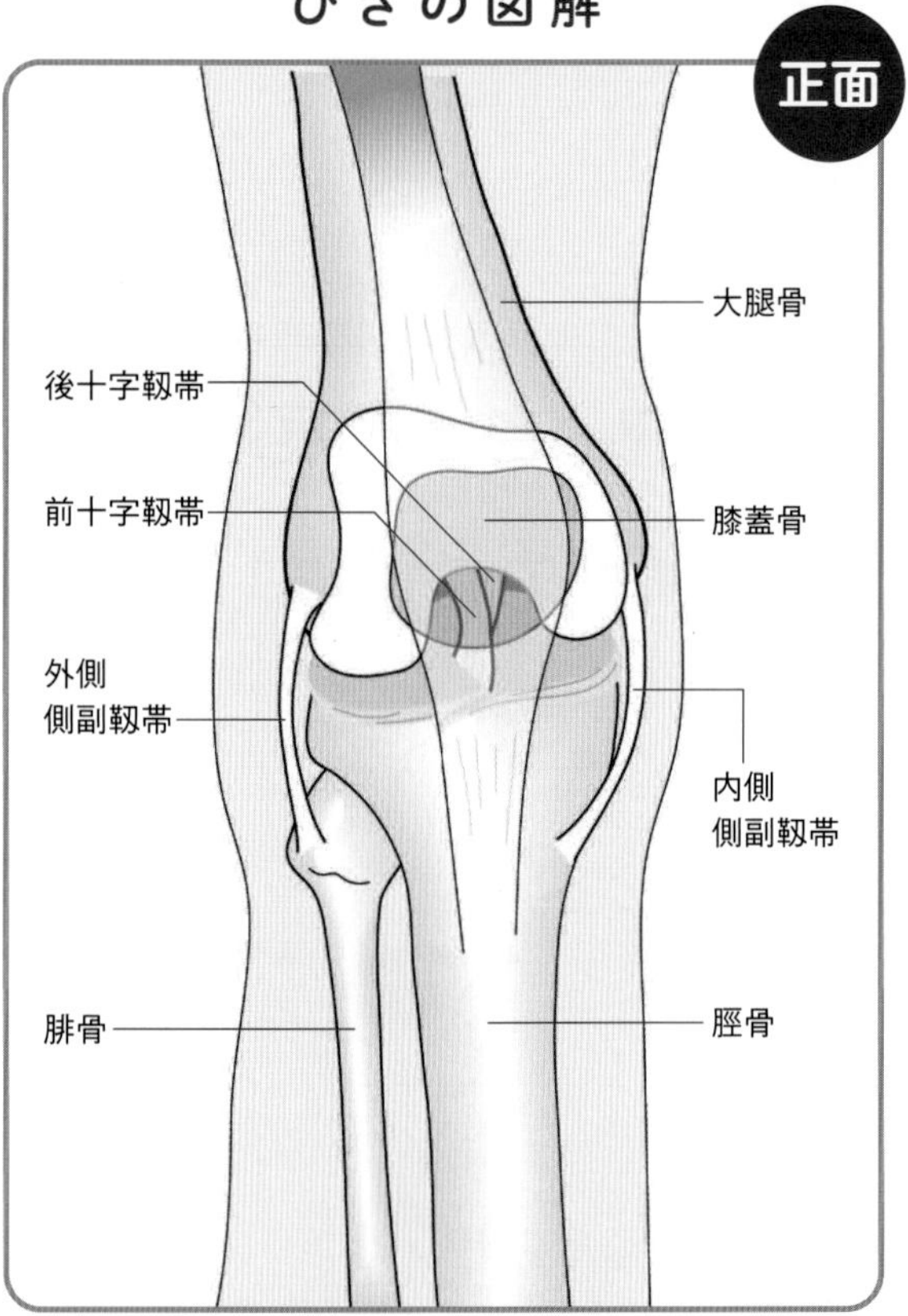

正面
大腿骨
後十字靱帯
前十字靱帯
膝蓋骨
外側
側副靱帯
内側
側副靱帯
腓骨
脛骨

ひざの図解

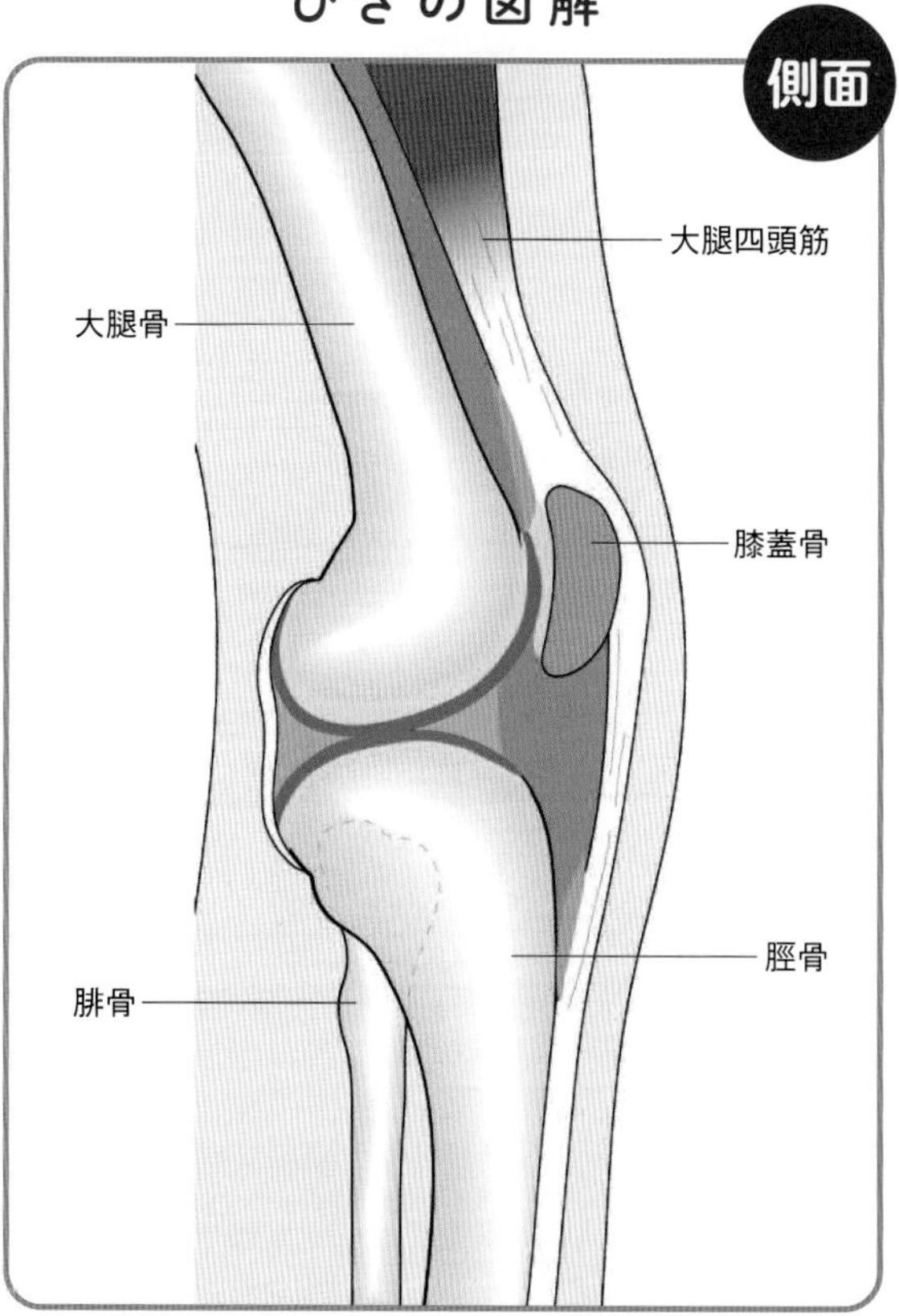

完全フローチャート

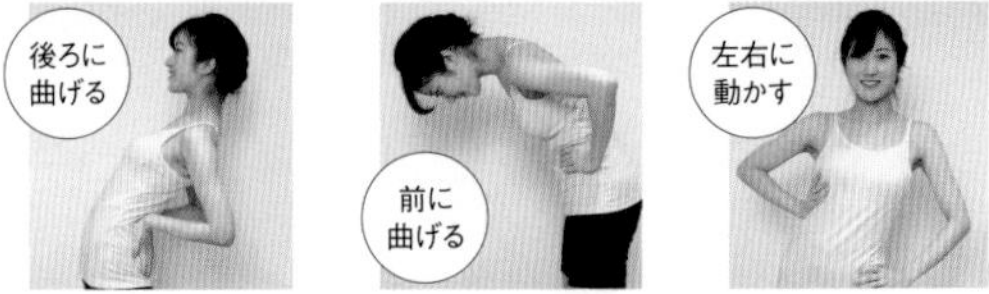

上のいずれかの体操で改善したら**71**ページへ

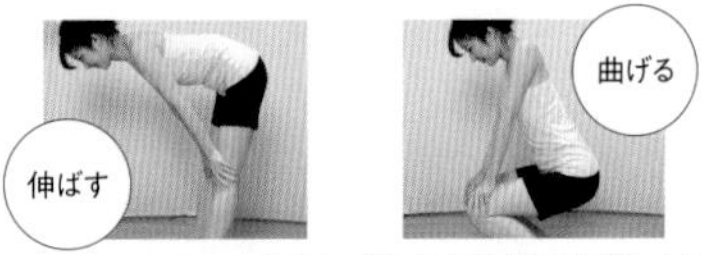

上のいずれかの体操で改善したら**81**ページへ

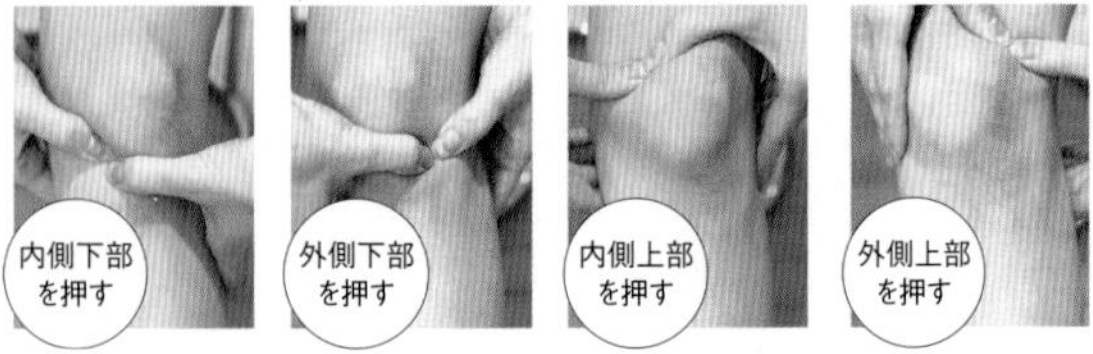

上のいずれかの体操で改善したら**101**ページへ

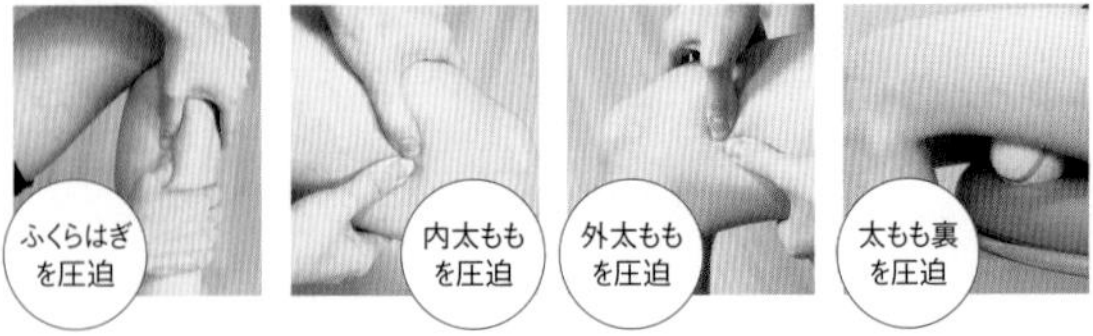

上のいずれかの体操で改善したら**109**ページへ

痛みナビ診断からの痛みナビ体操

ステップ❶ 腰を動かす

●診断		●腰椎型	●体操
後ろに曲げる	改善	後屈改善型	壁反らし体操▶P72
前に曲げる	改善	前屈改善型	壁おじぎ体操▶P74
左右にずらす	改善	側方改善型	お尻ずらし体操▶P76

症状が改善しなければ↓

ステップ❷ ひざ関節を動かす

●診断		●ひざ型	●体操
伸ばす	改善	伸展改善型	ひざ伸ばし体操▶P82
曲げる	改善	屈曲改善型	ひざ曲げ体操▶P92

症状が改善しなければ↓

ステップ❸ ひざのお皿を押す

●診断		●お皿型	●体操
内側下部を押す	改善	内下方改善型	お皿内下押し体操▶P102
外側下部を押す	改善	外下方改善型	お皿外下押し体操▶P104
内側上部を押す	改善	内上方改善型	お皿内上押し体操▶P105
外側上部を押す	改善	外上方改善型	お皿外上押し体操▶P106

症状が改善しなければ↓

ステップ❹ 筋肉を圧迫する

●診断		●筋肉型	●体操
ふくらはぎを圧迫	改善	ふくらはぎ改善型	ふくらはぎ圧迫ゆらし体操▶P110
内太ももを圧迫	改善	内太もも改善型	内太もも圧迫ゆらし体操▶P114
外太ももを圧迫	改善	外太もも改善型	外太もも圧迫ゆらし体操▶P116
太もも裏を圧迫	改善	太もも裏改善型	太もも裏圧迫ゆらし体操▶P118

「痛みナビ体操」の
3つのステップ

1 体操を行う前に
PART 1の痛みナビ診断を行い、
自分の痛みがどのタイプかを知る

▼

2 自分の型が分かったら、
それに対応する体操を行う

▼

3 体操を終えたら効果判定を行い、
改善の反応がある限り体操を継続する

痛みナビ体操を行った後は、必ず痛みナビ診断で効果判定を行ってください。体操前より痛みが軽減したり、可動範囲が大きくなったり、歩きやすくなっていたら、そのまま体操を継続します。改善が感じられなくなったり、悪化した場合には、いま行っている体操が適していないと考えられます。そのときは、痛みナビ診断に戻ってタイプを再確認しましょう。

ステップ❶　腰を動かす

「腰椎型ひざ痛」を治す！痛みナビ体操

壁反らし体操、壁おじぎ体操、お尻ずらし体操（右／左）の３つの体操のうち、どれか一つを選んで行います。

痛みナビ体操を行う前には必ず、右記のステップを参考にして痛みナビ診断を行い、自分がどのタイプのひざ痛かを確認しましょう。

壁反らし体操
［後屈改善型］

1日の目安：10回1セット×5〜6回（3時間おきが理想）

「壁反らし体操」とは、壁に向かって両手をついて立ち、両腕を水平に伸ばしたまま腰をたわませ、腰椎を反らす体操のことです。

壁に向かって両手をつき、両腕を水平に伸ばしたまま腰椎を反らします。壁を使うことで両腕で体を支えられるので、安全にできます。壁さえあれば、自宅でも職場や外出先でもどこでもできるので便利です。

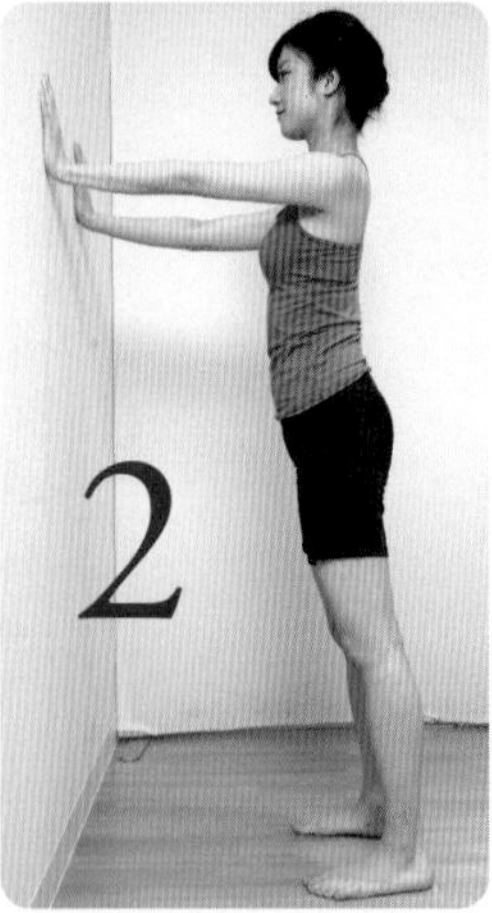

壁に両手をつく

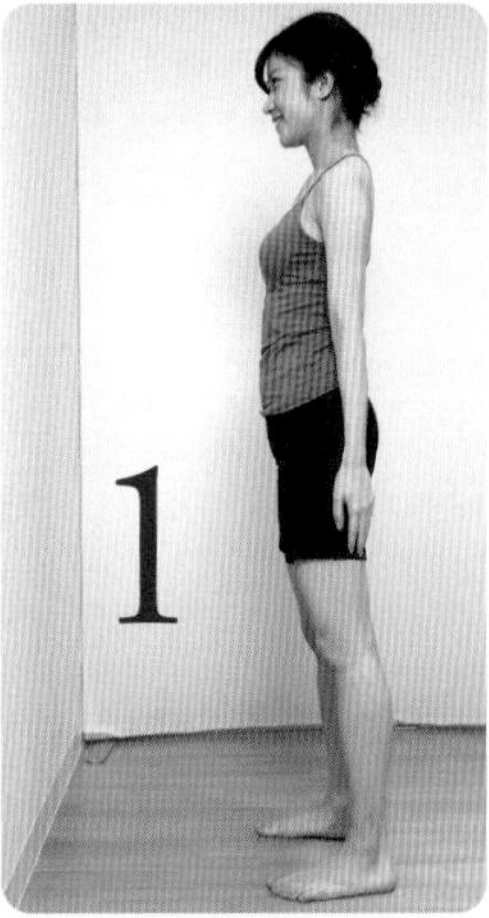

壁から半歩〜1歩離れ、両足を肩幅に開いて立つ。あごを引き、顔をまっすぐ前に向ける

3

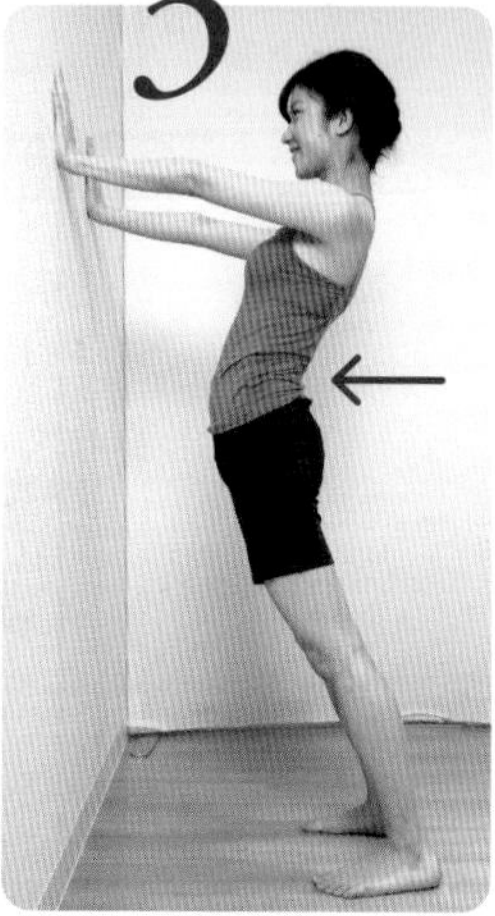

両手を壁についたまま腰を前に反らす。腰の力を抜いてできるだけたわませ、2～3秒保つ

4

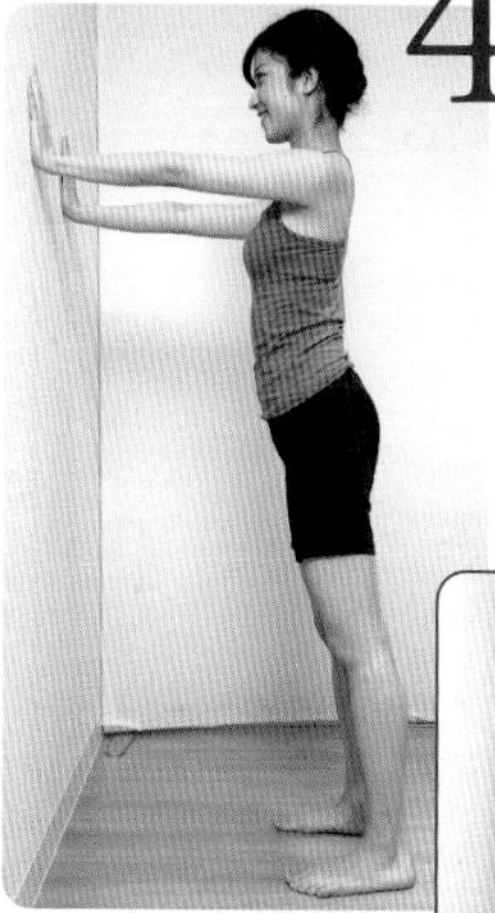

ゆっくり腰を元の位置に戻す

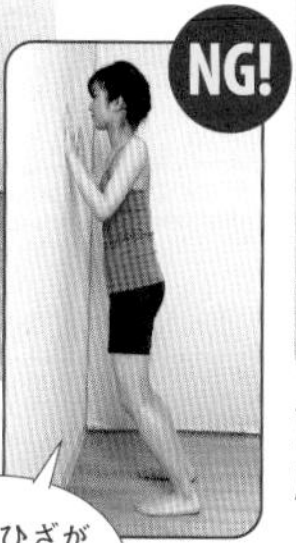

銅冶先生からのアドバイス

体操全体を通して、ひじやひざが曲がらないように注意しましょう。曲がっていると腰椎があまり動かず、十分な効果が得られません。

また、反動をつけずに腰をゆっくり反らしていくこともポイントです。すぐに変化が現れるとは限りません。一週間続けて、効果の有無を確かめましょう。

壁おじぎ体操
［前屈改善型］

1日の目安：10回1セット×5〜6回（3時間おきが理想）

壁で骨盤を固定できるため、安定した体勢で、異常の起こりやすい腰椎の下部を曲げることができます。

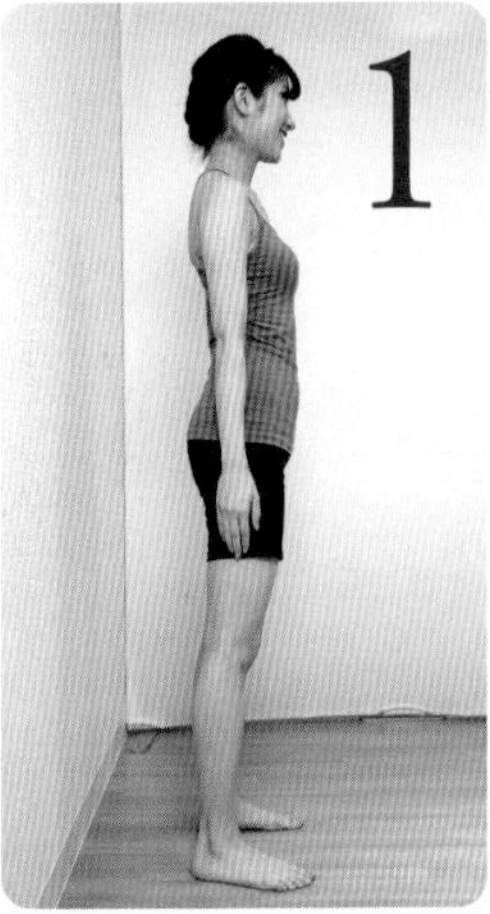

壁に背を向け、30cmくらい離れて立つ

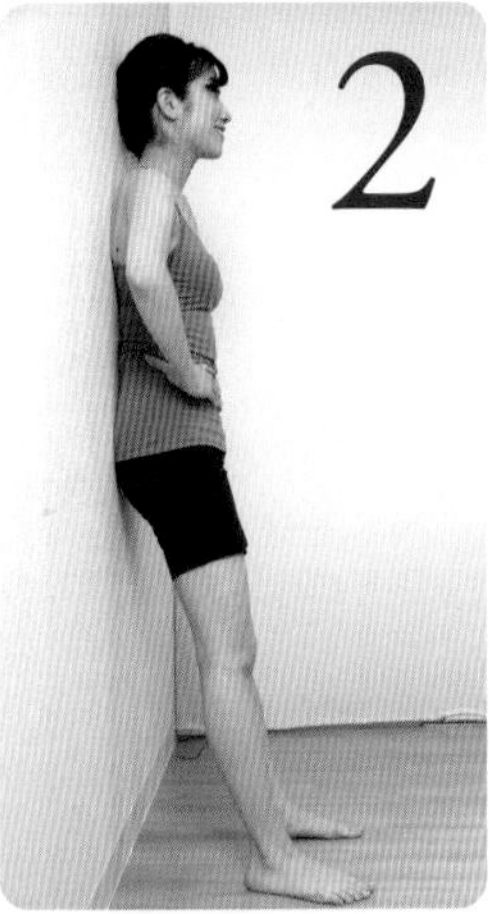

両足を肩幅に開き、壁に寄りかかる。
足は壁から半歩〜1歩離す

3

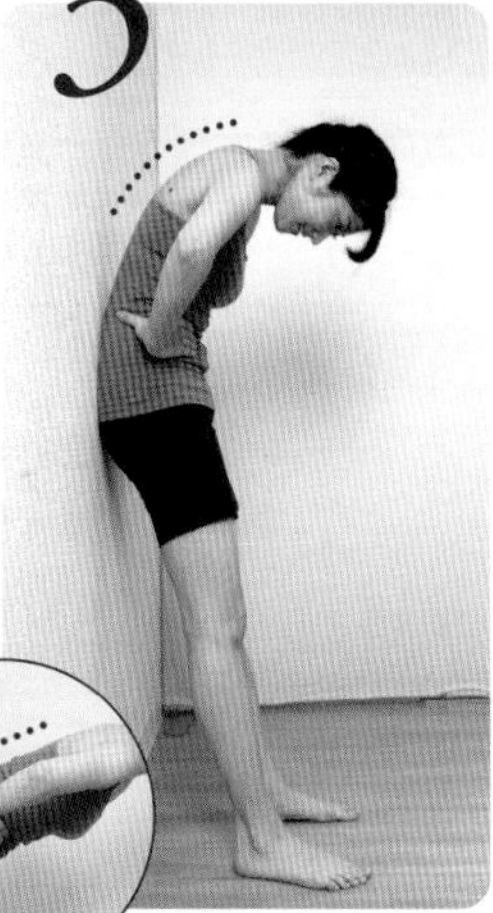

骨盤を壁につけたまま、ゆっくりとおじぎする要領で上半身を前に倒し、倒した姿勢を2～3秒保つ

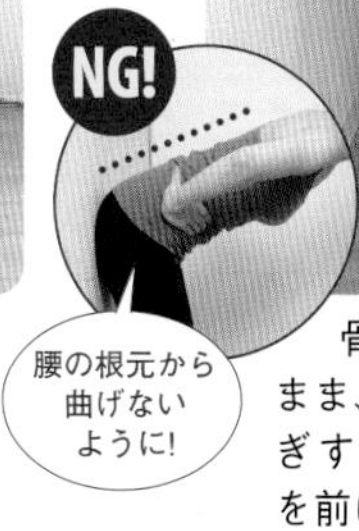

4

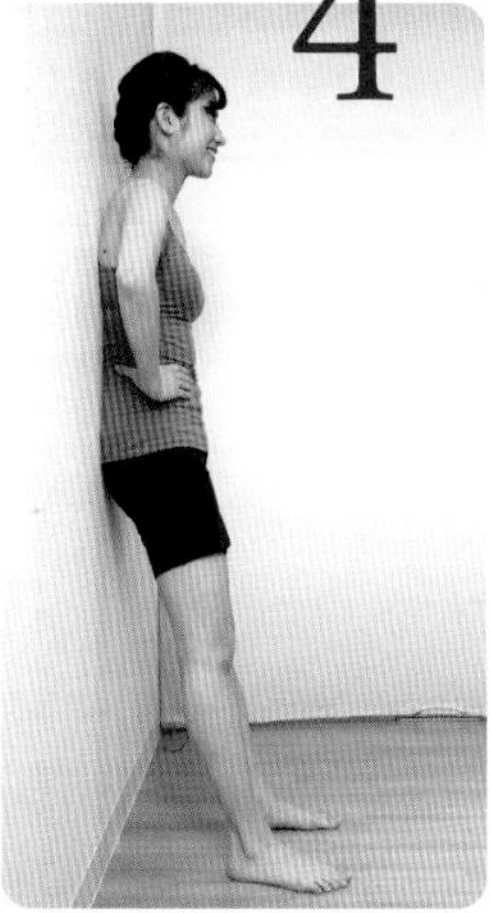

ゆっくりと上半身を起こし、腰を元に戻す

銅冶先生からのアドバイス

股関節を曲げるのではなく、あくまで腰椎を丸めるのがコツ。お尻の上部が壁から離れないように意識して腰を丸めると、うまくできます。股関節が曲がってしまうと、腰椎があまり動かず、十分な効果が得られません。勢いや反動をつけずに、息を吐きながらゆっくりおじぎします。腰椎を曲げることが大事なので、無理に前屈しなくても大丈夫です。

お尻ずらし体操
［側方改善型］

1日の目安：10回1セット×5～6回（3時間おきが理想）

お尻を右にずらしたときにひざの痛みが改善した人は右方向の体操だけを行い、左方向の動きでひざの痛みが改善した人は、左方向の体操だけを行います。痛みの改善する方向と反対方向にお尻をずらすと、ひざ痛が悪化する恐れがあるので注意しましょう。

左お尻ずらし体操［左側方改善型］

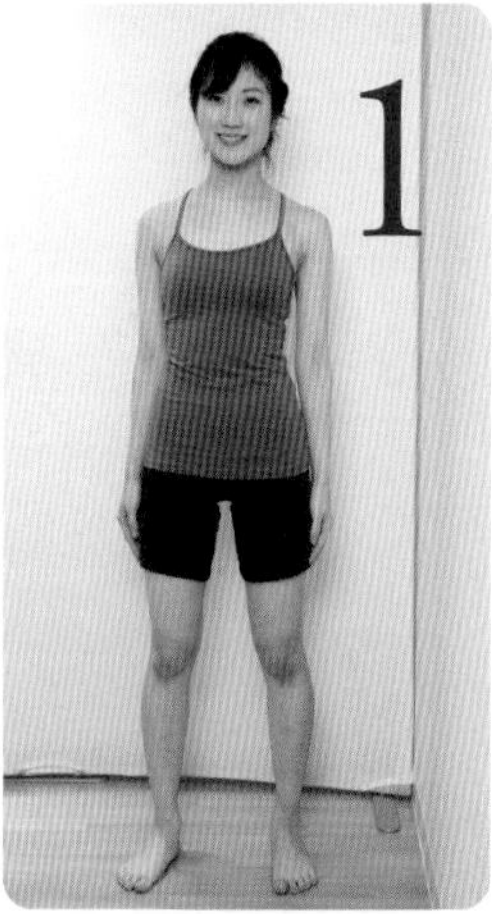

壁を自分から見て左側にし、両足を肩幅に開いて壁から少し離れて立つ

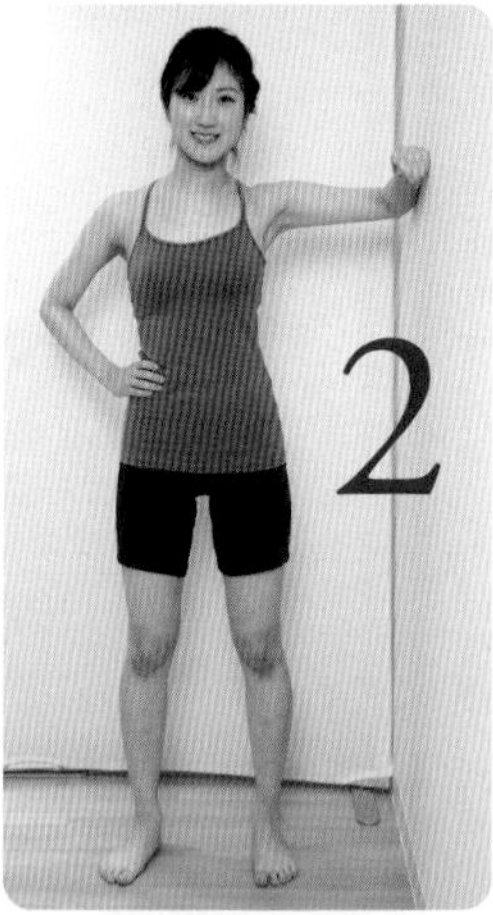

左ひじを曲げた状態で壁につけ、左肩とひじが水平になるように壁と体の距離を調節する

3

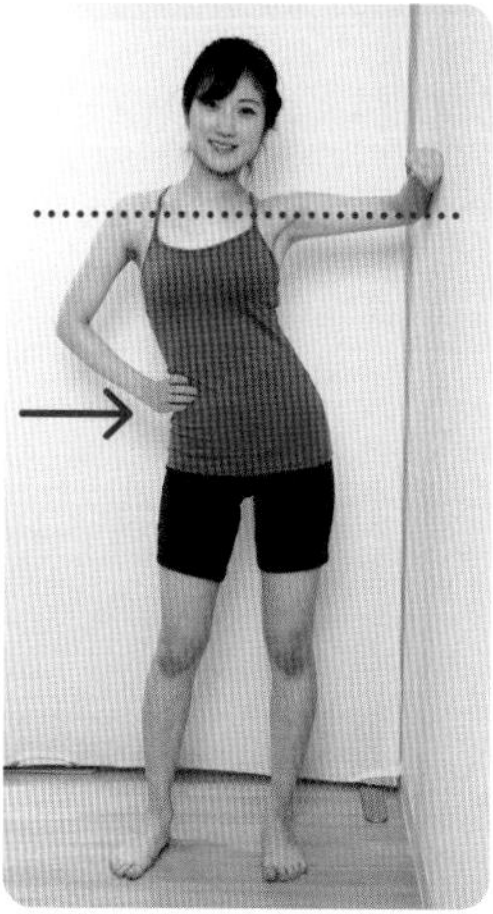

右手を骨盤に当てて押し、両肩を水平に保ちながらお尻を左にずらした姿勢を２～３秒保つ

4

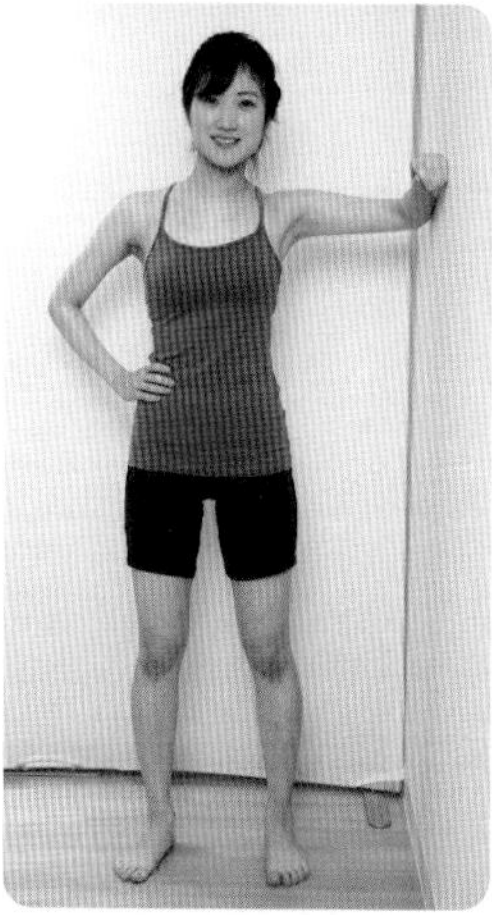

ゆっくり元の姿勢に戻す

右お尻ずらし体操［右側方改善型］

1

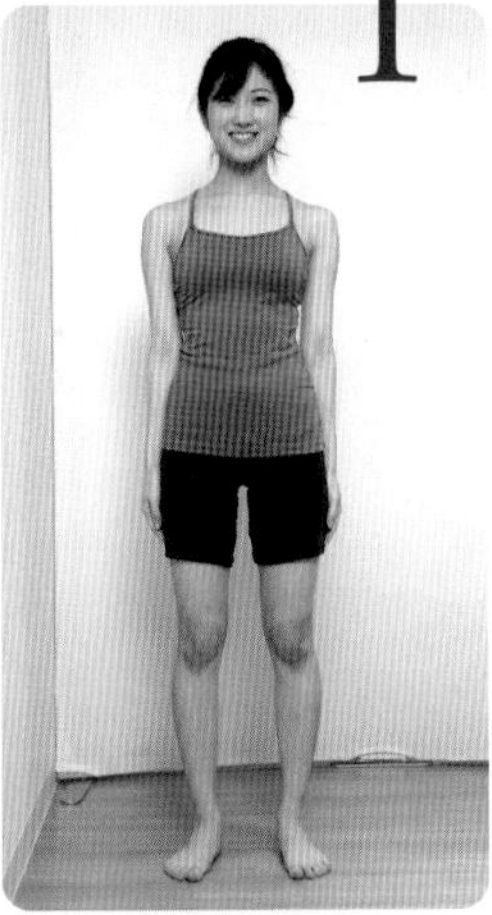

両足を肩幅に開き壁を右側にして、壁から少し離れて立つ

2

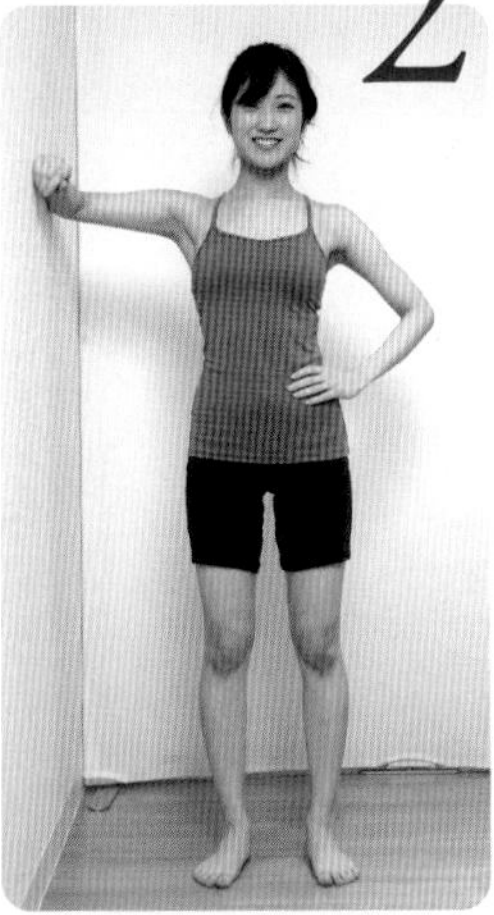

右ひじを曲げた状態で右ひじを壁につけ、肩とひじが水平になるように壁と体との距離を調節する

3

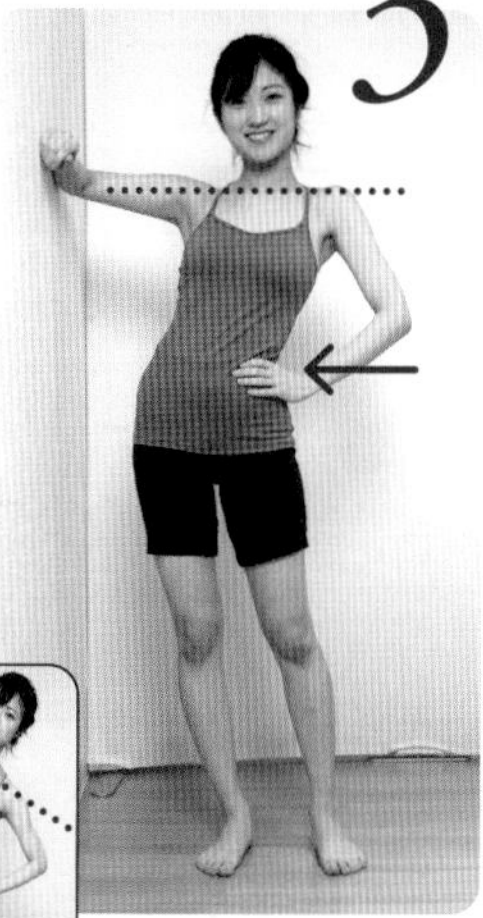

左手を骨盤に当てて押し、お尻を右側に水平にずらす。左肩が下がらないように、両肩を水平に保つ。お尻を右にずらした姿勢を2～3秒保つ

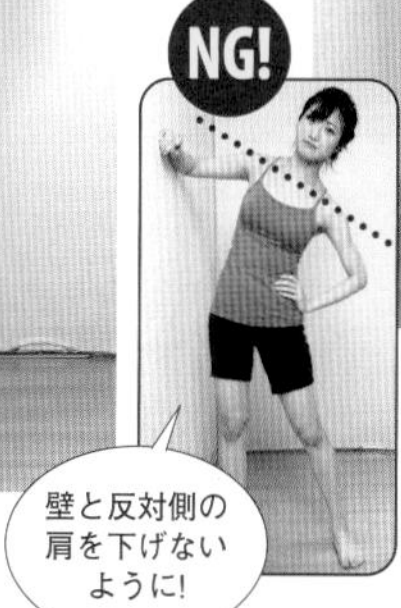

4

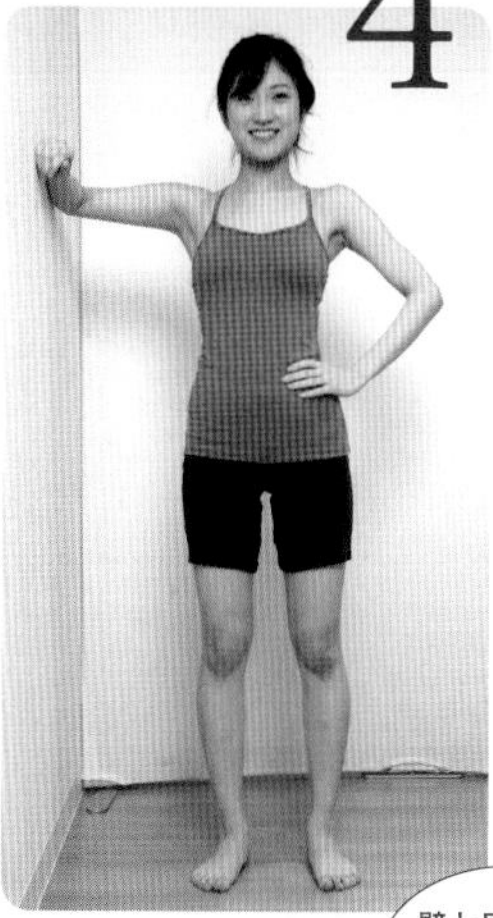

ゆっくり
元の姿勢に戻す

銅冶先生からのアドバイス

体操のコツは、両肩を結ぶラインをできるだけ水平に保つこと。お尻をずらすと壁とは反対側の肩が下がってしまいがちですが、これでは腰椎があまり動かず、十分な効果が得られません。うまくできない人は、壁と反対側の肩を上げるつもりで行うといいでしょう。

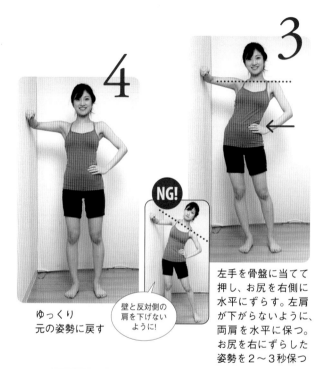

痛みナビ体操を行った後は、必ず痛みナビ診断で効果判定を行ってください。体操前より痛みが軽減したり、可動範囲が大きくなったり、歩きやすくなっていたら、そのまま体操を継続します。改善が感じられなくなったり、悪化した場合には、いま行っている体操が適していないと考えられます。そのときは、痛みナビ診断に戻ってタイプを再確認しましょう。

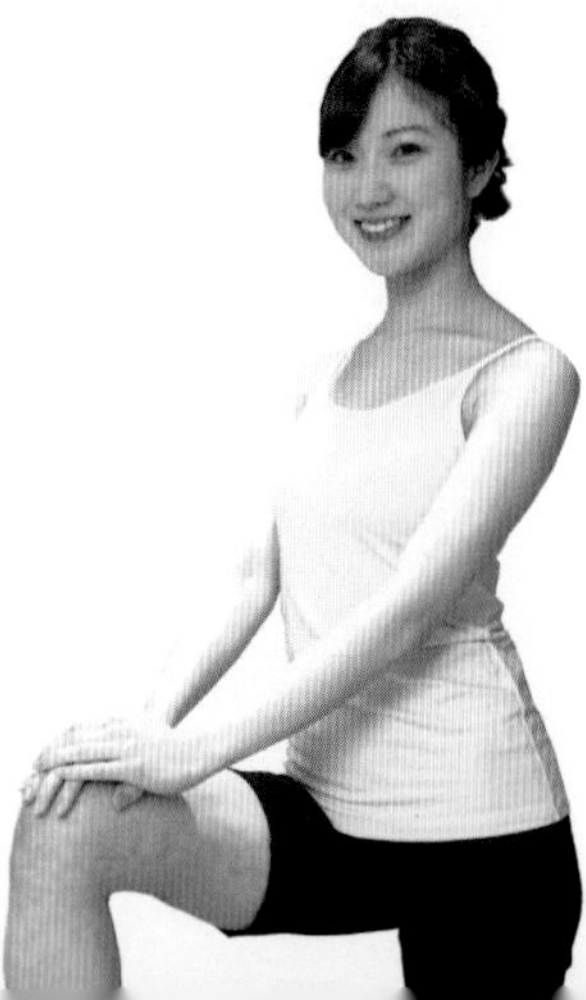

ステップ❷ ひざ関節を動かす

「関節型ひざ痛」を治す！痛みナビ体操

ひざ伸ばし体操・ひざ曲げ体操の２つの体操のうち、どちらか一つを選んで行います。

ひざ伸ばし体操で痛みがとりきれないときは、ひざを外向けか内向けにしたひざ伸ばし体操を行います。ひざ曲げ体操で痛みがとりきれないときは、ひざを外向けか内向けにしたひざ曲げ体操を行います。

ひざ伸ばし体操
［伸展改善型］

1日の目安：10回1セット×5〜6回（3時間おきが理想）

普段の生活習慣とは逆の動きを積極的に行い、関節包（関節を包む組織）のゆがみを整えます。

ひざ伸ばし体操を行う前には、あらかじめ現在の自分のひざ痛の状態をよく把握しておくことが大切です。椅子や床から立ち上がったり、歩いたり、階段を上り下りしたりして動いてみて、どんなときにどんな強さの痛みが現れたのか、ひざの可動範囲はどうなったのかを日記形式で記録しておくようにしましょう。

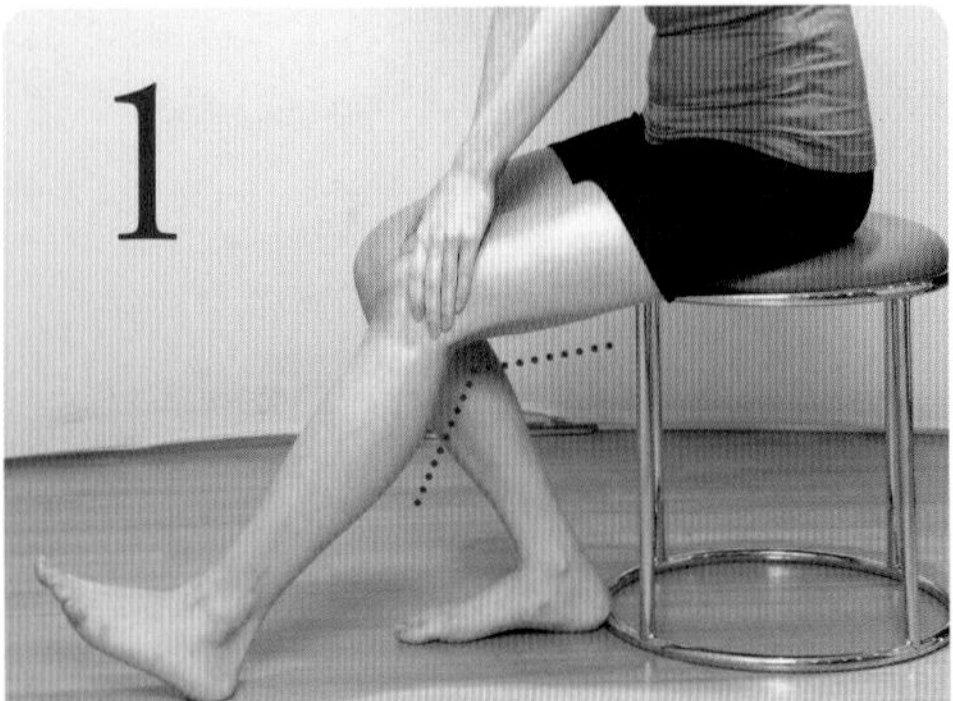

椅子に浅く腰かけ、痛む側の足を伸ばして前に出し、ひざのお皿のすぐ上に両手のひらを当てる

両手に力を込めてひざを垂直に押し、ひざ裏が伸びきったと感じるまで力をゆっくり加え、そのままの状態を1、2秒保ったら力を抜く（×10回）

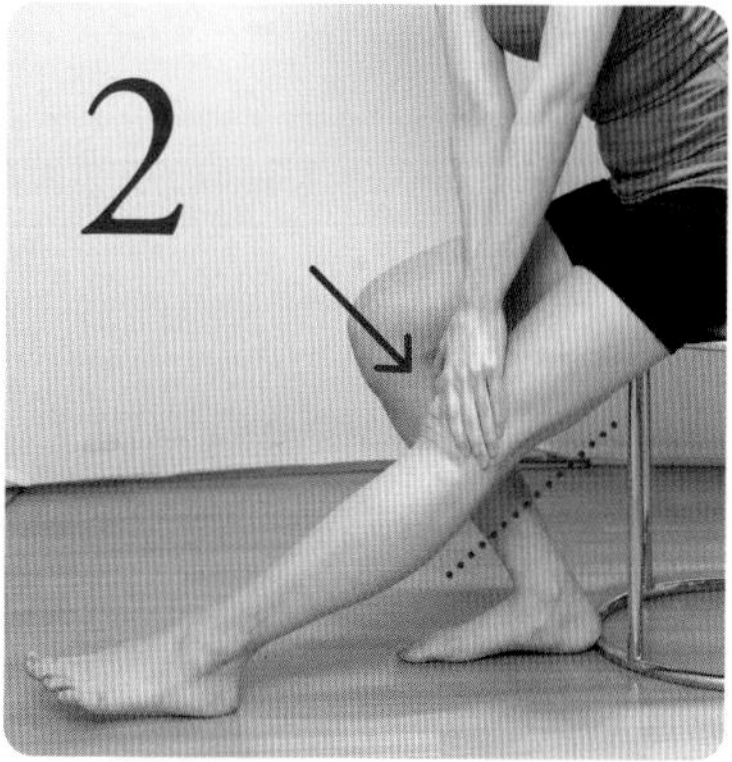

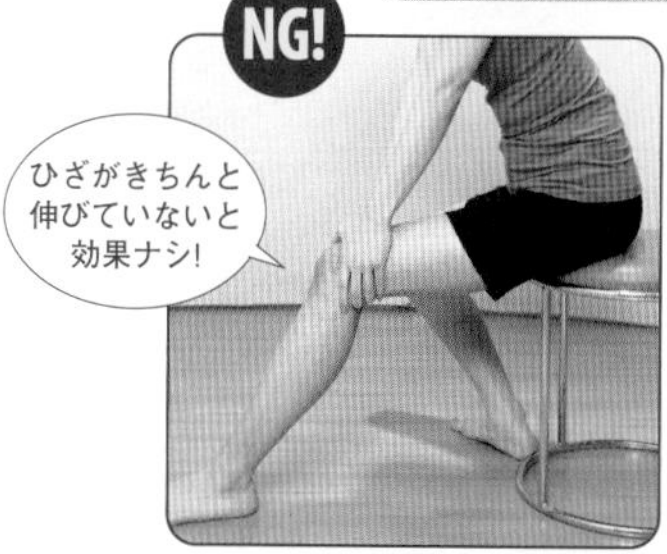
NG!
ひざがきちんと伸びていないと効果ナシ!

銅冶先生からのアドバイス

最初は痛みが改善したのに、1週間ほど続けると変化が感じられなくなる場合（停滞）もあります。そのようなときは、外旋伸展改善タイプか、もしくは内旋伸展改善タイプかもしれません。

簡易版・ひざ伸ばし体操

この体操なら、ひざを手で押さなくても、ひざ関節を伸展することができます。普段座っているときにもできますし、手が悪くてうまくひざを押せない人にも簡単にできます。

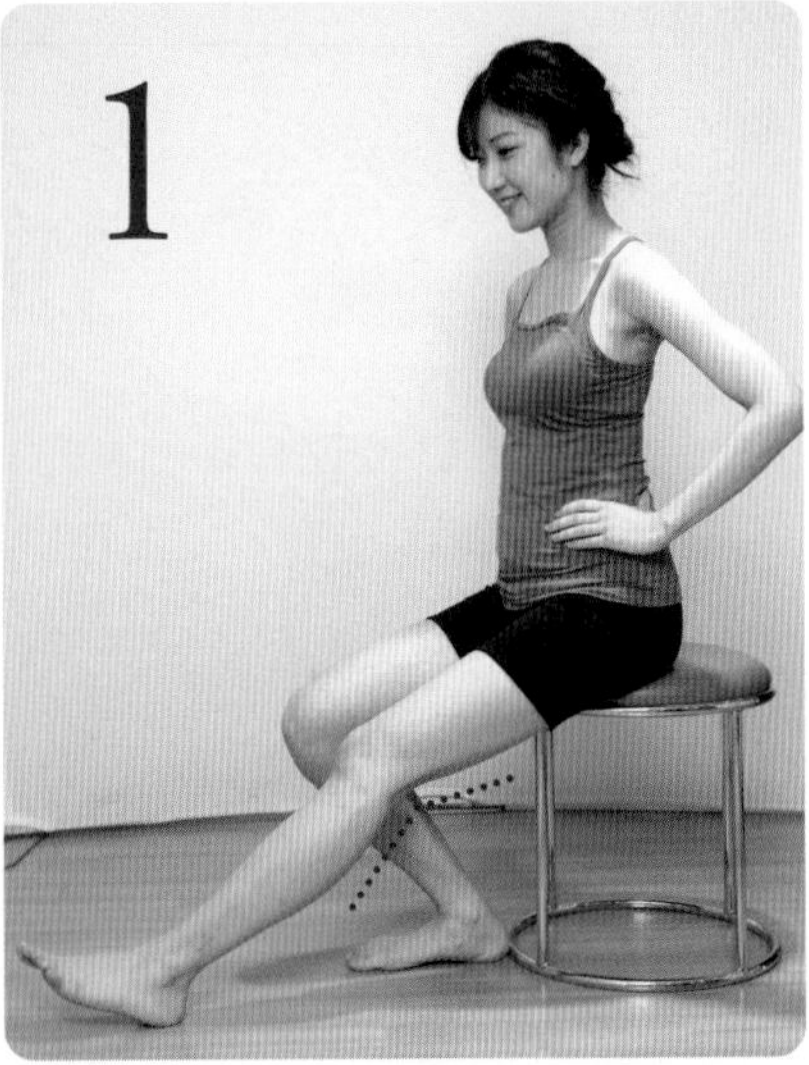

椅子に浅く腰かけ、痛む側の足を伸ばして
前に出す

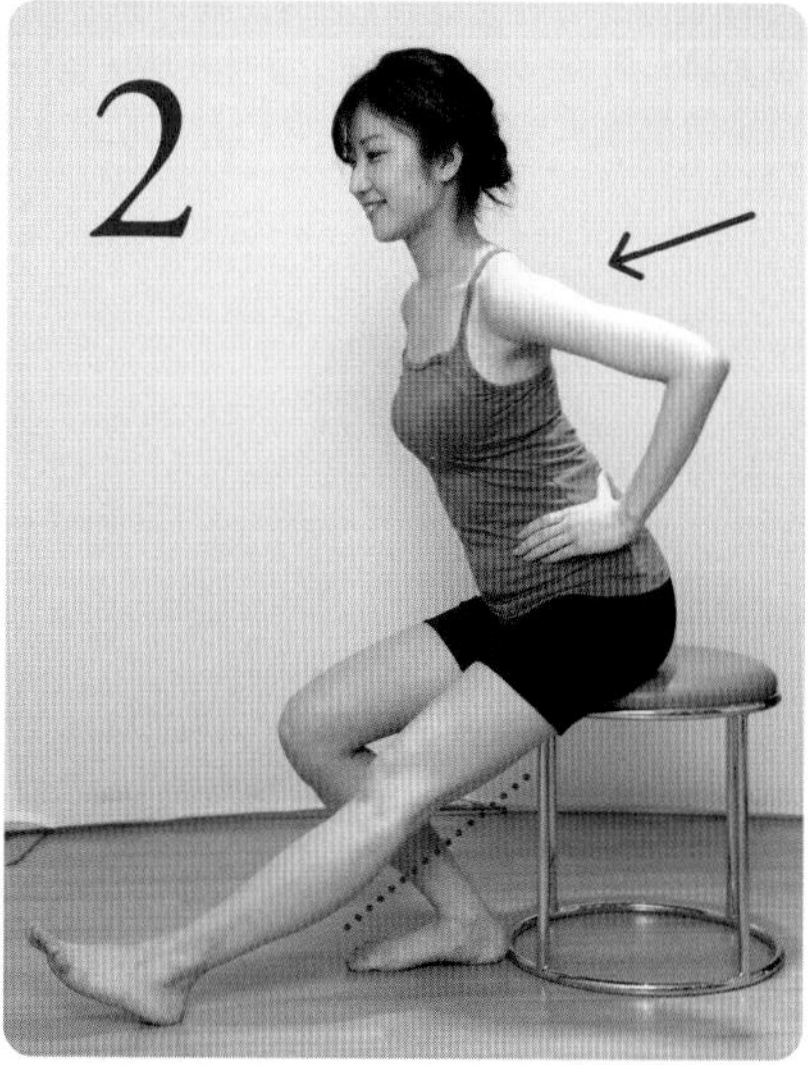

腰を曲げないようにしながら骨盤を前に傾け、ひざ裏が伸びきったと感じるまで骨盤を前傾させ続け、そのままの状態を1～2秒保ったら力を抜く（×10回）

ひざ外向け伸ばし体操

1日の目安：10回1セット×5〜6回（3時間おきが理想）

ひざ伸ばし体操である程度改善しても、痛みがとりきれない人は、ひざ関節を外旋（外側に回す）させた状態で伸ばし、関節包を整える角度を変えてみましょう。

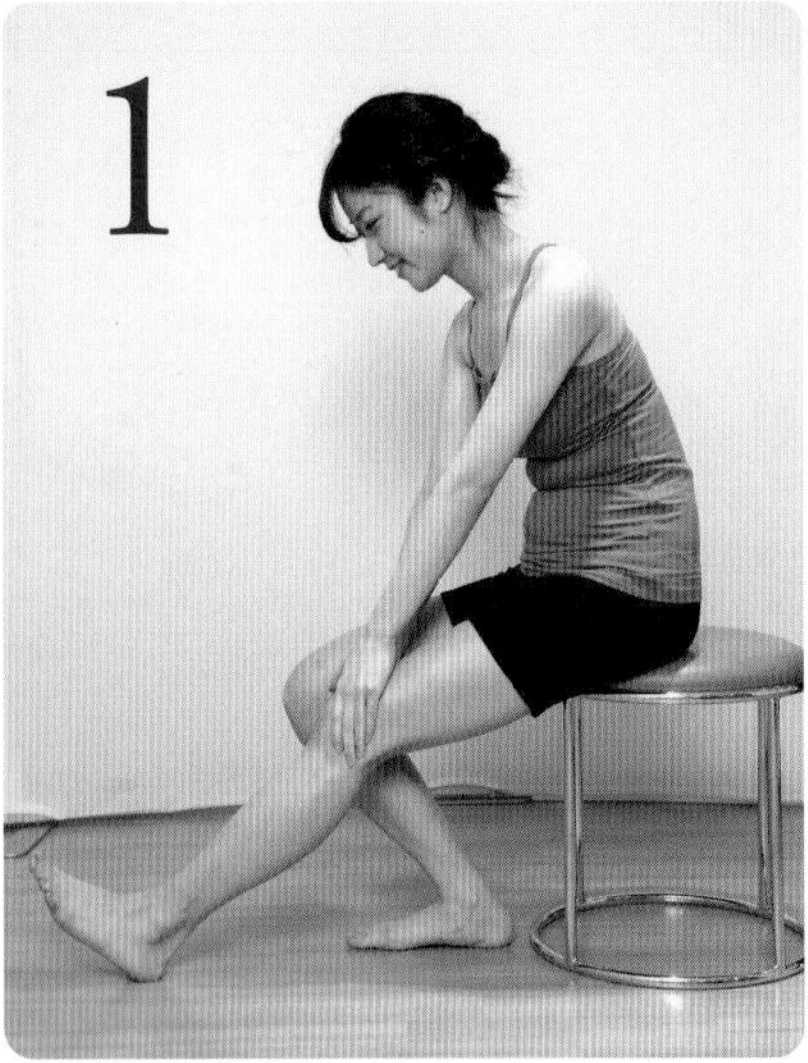

椅子に浅く腰かけ、痛む側の足を伸ばして前に出しひざのお皿のすぐ上に両手のひらを当てる

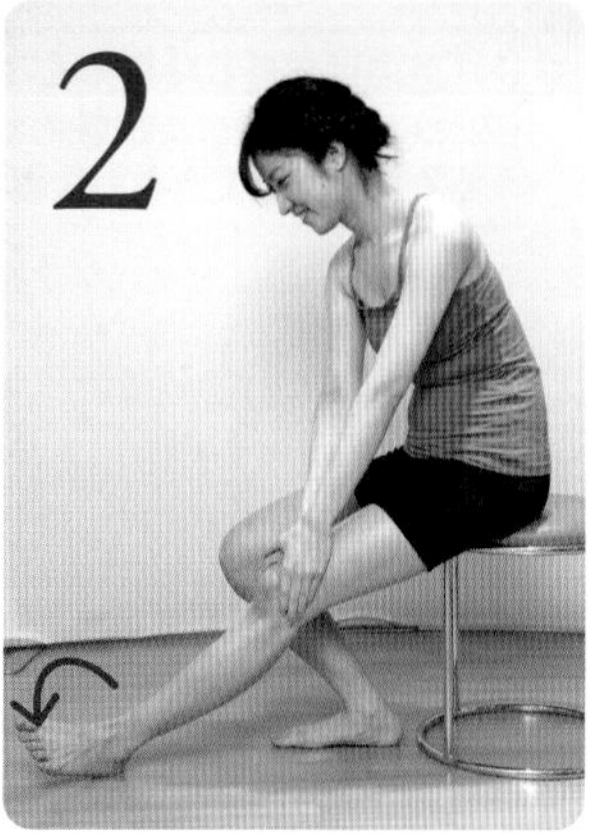

足を外側に向け、ひざから
すねを外側に回す

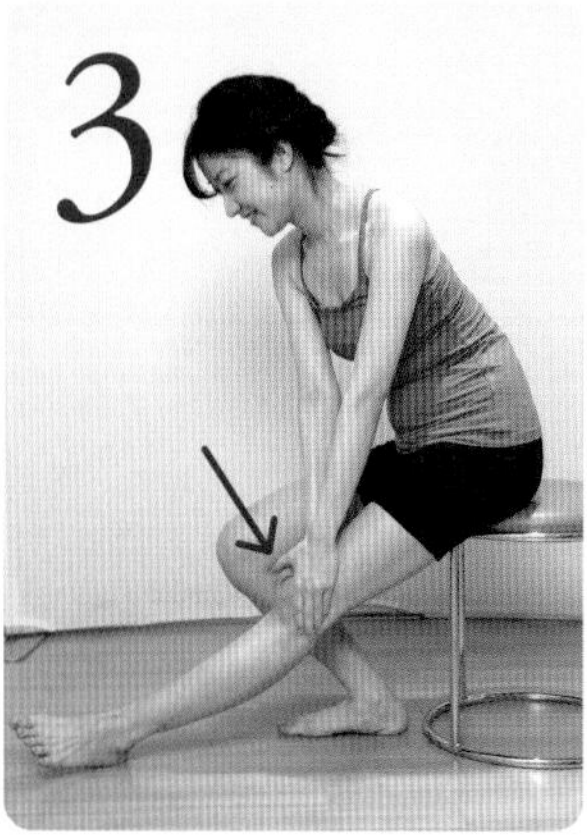

両手に力を込めてひざを垂
直に押し、ひざ裏が伸びき
ったと感じるまで力をゆっ
くり加え、そのままの状態
を1～2秒保ったら力を抜
くことを10回繰り返す

ひざ内向け伸ばし体操

1日の目安：10回1セット×5〜6回（3時間おきが理想）

ひざ外向け伸ばし体操でも改善しない人は、ひざ関節を内旋《ないせん》（内側に回す）させた状態でひざを伸ばすことで、関節包を整える角度を変えてみましょう。

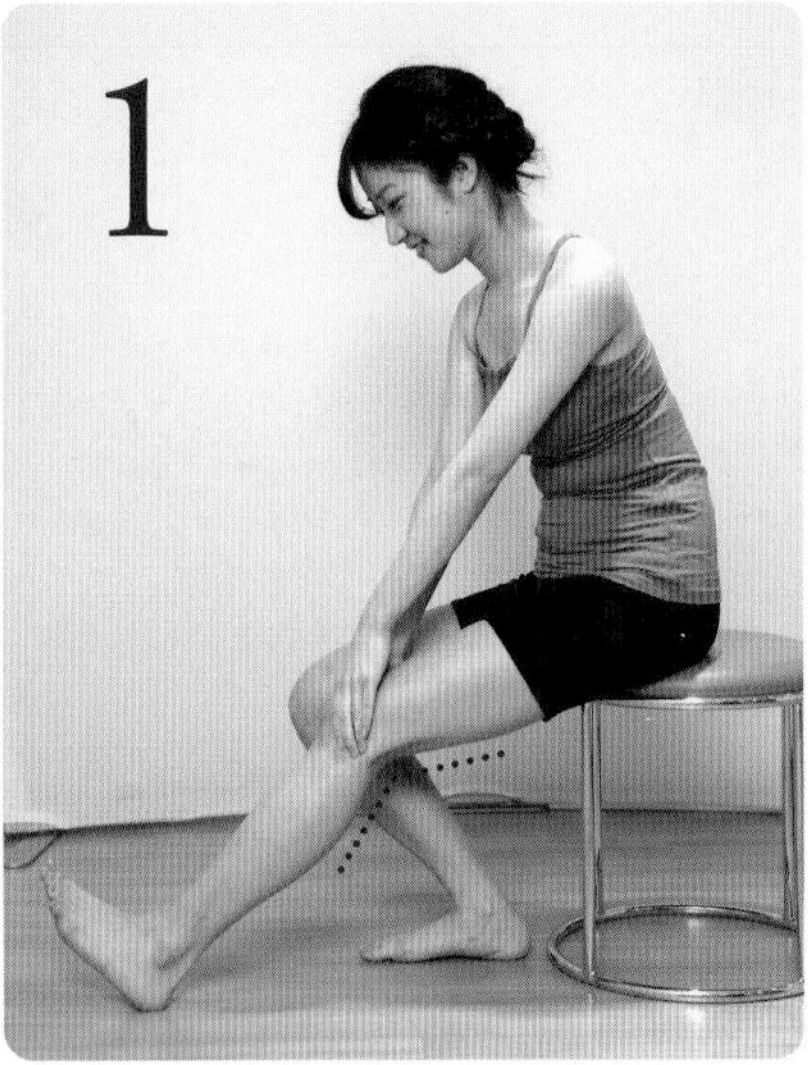

椅子に浅く腰かけ、痛む側の足を前に出し
ひざのお皿のすぐ上に両手のひらを当てる

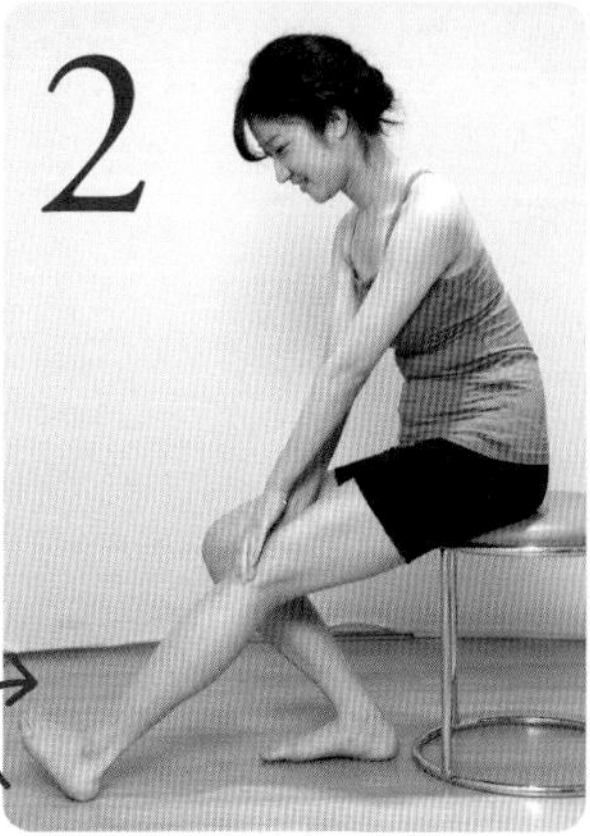

足を内側に向け、ひざから
すねを内側に回す

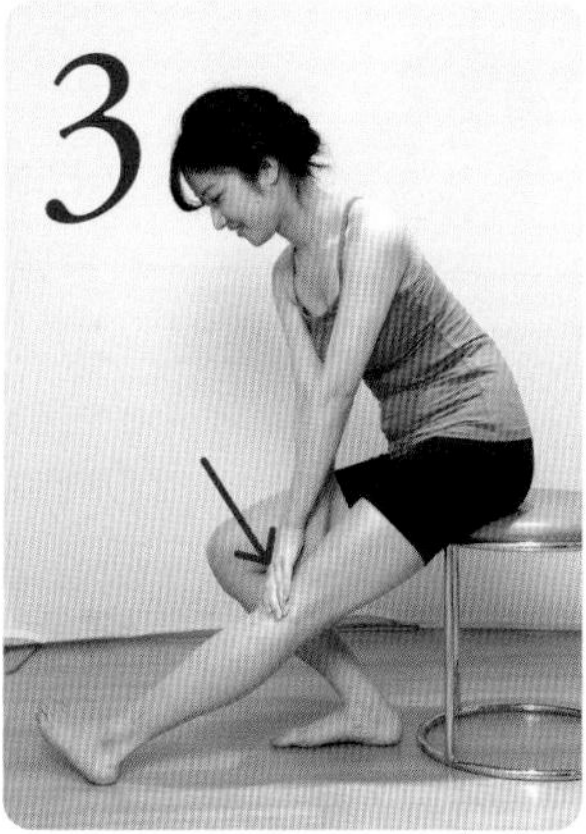

両手に力を込めてひざを垂
直に押し、ひざ裏が伸びき
ったと感じるまで力をゆっ
くり加え、そのままの状態
を1〜2秒保ったら力を抜
くことを10回繰り返す

ひざ伸ばしゆらし体操

痛みでひざがあまり動かせないときは、ゆらし体操を行います。適した方向がはっきりしないことも多いのですが、伸ばしながらゆらしたほうが楽になるのであれば、この体操を行います。

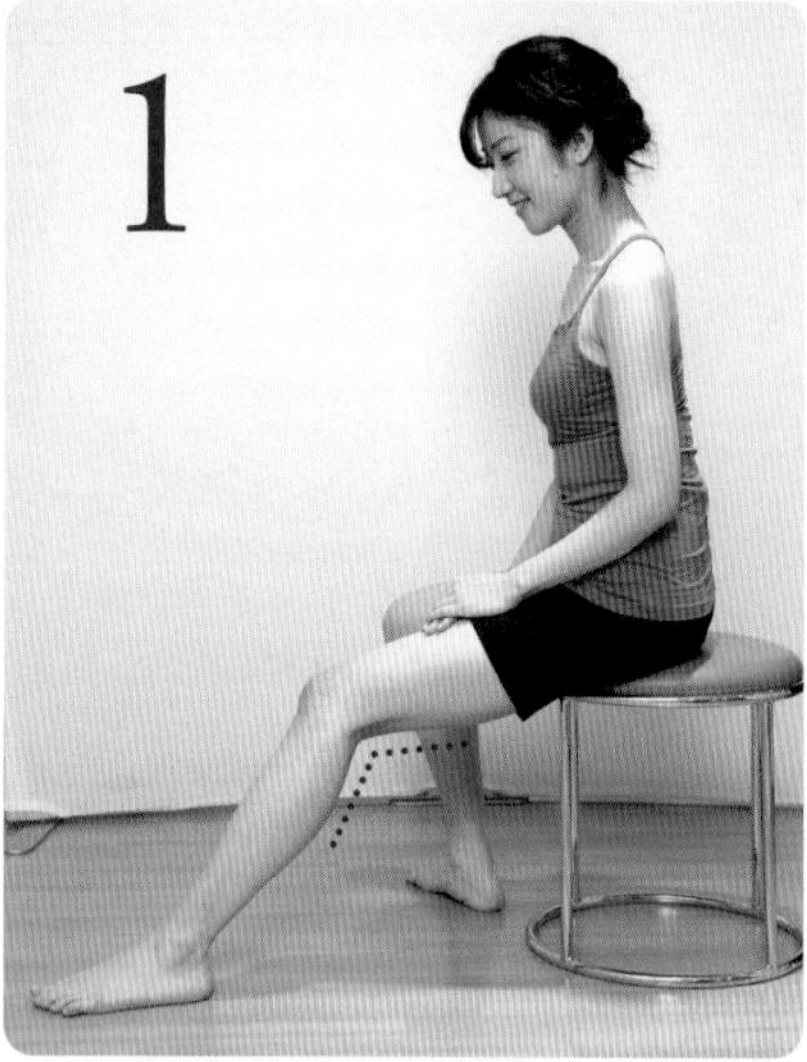

座った姿勢でひざを軽く伸ばし、
かかとを地面につく

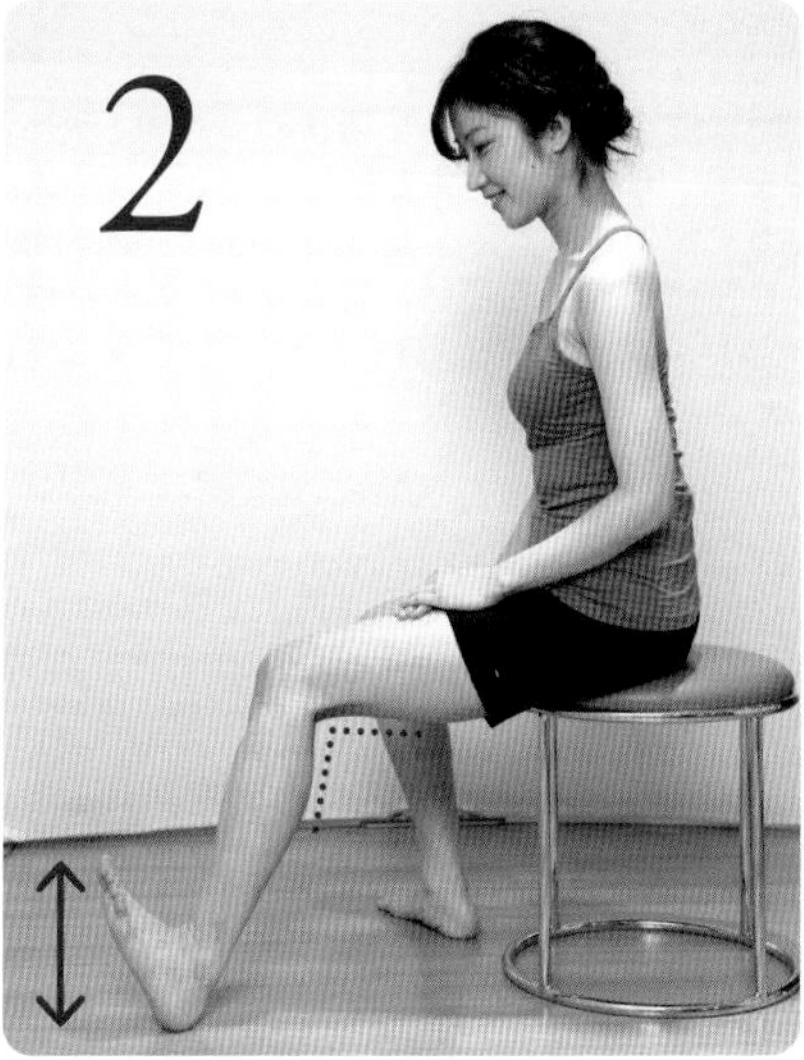

かかとを支点にして足のつま先を上下させ、
ゆるやかにひざ関節を動かす

銅冶先生からのアドバイス

ひざの力を抜き、足首を軸にしてつま先を上下させるのがコツです。ひざを伸ばしぎみにして行うので、ひざを曲げると痛い人に向いています。小さな動きで十分効果があります。このゆらし体操は、気がついたら行い、できるだけ長時間ゆらすようにすると効果が高まります。

ひざ曲げ体操
［屈曲改善型］

1日の目安：10回1セット×5〜6回（3時間おきが理想）

普段の生活習慣とは逆の動きを積極的に行い、関節包のゆがみを整えます。椅子やベッドを使いますが、椅子は座面が動かないものを使います。足を置いたときに、ひざ関節が90度に曲がるくらいがちょうどいい高さです。体が不安定であれば、背もたれつきの椅子で、背もたれを手で持って行うようにしましょう。

痛む側の足を椅子やベッドに乗せ、ひざの上に両手を添える

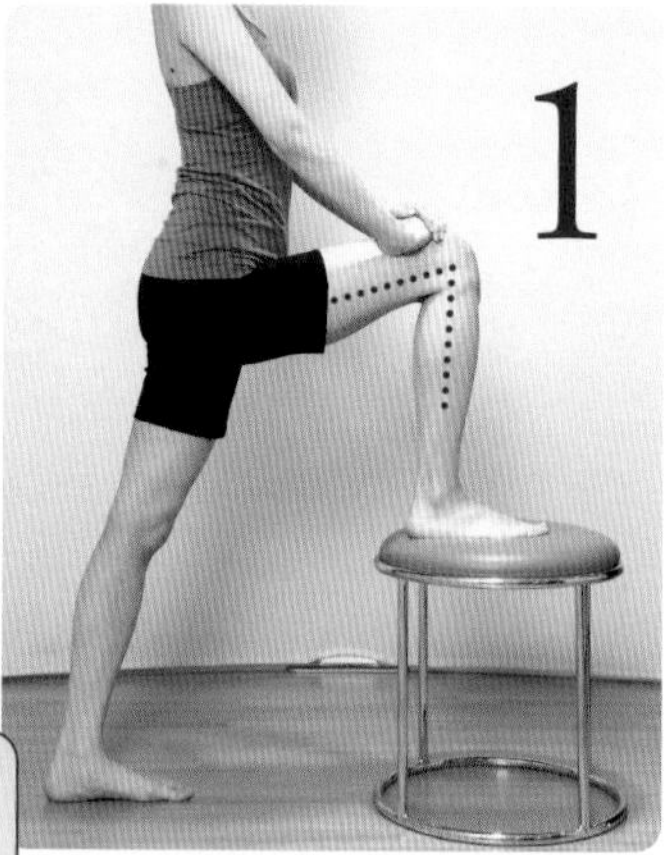
1

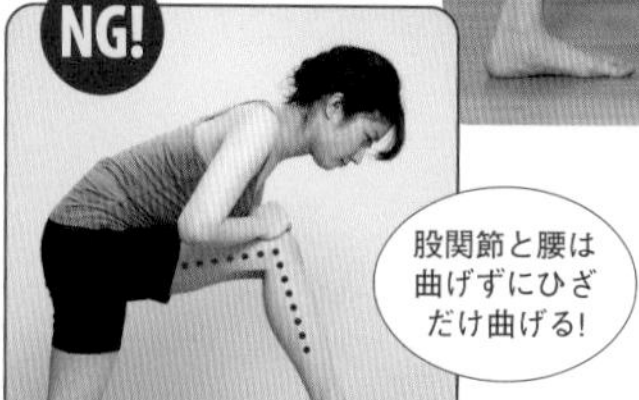
NG!
股関節と腰は曲げずにひざだけ曲げる!

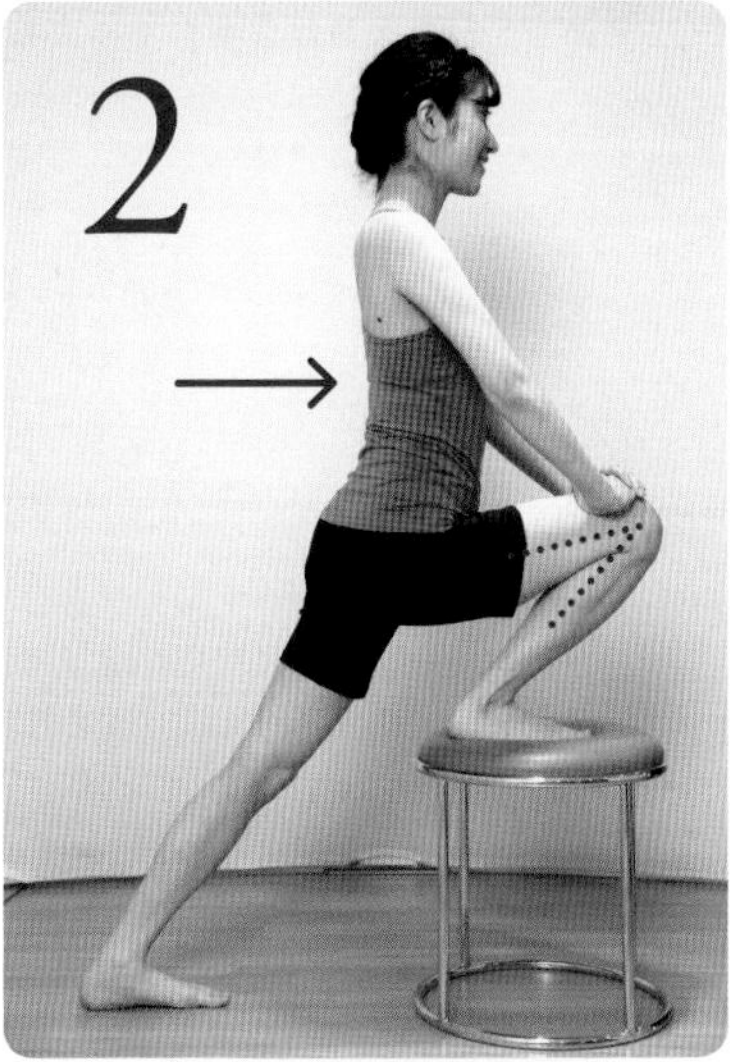

体の重心を前方に移動しながらひざを前に突き出し、深く曲げていく。限界まで曲げたところで1～2秒保ったら、元の姿勢に戻る（×10回）

ひざ外向け曲げ体操

ひざ曲げ体操である程度ひざ痛が改善しても、痛みが取りきれないという人は、ひざ関節を外旋させた状態でひざを曲げるこの体操で、関節包を整える角度を変えてみましょう。

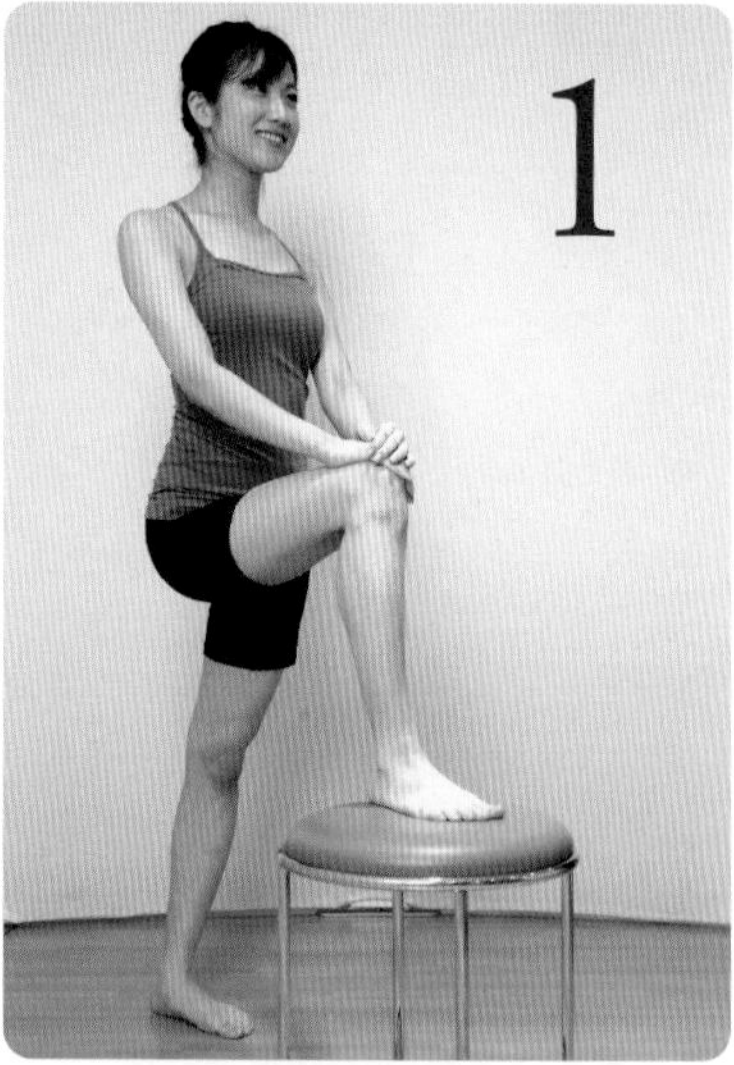

痛む側の足を椅子やベッドに乗せ、
ひざの上に両手を添える

2

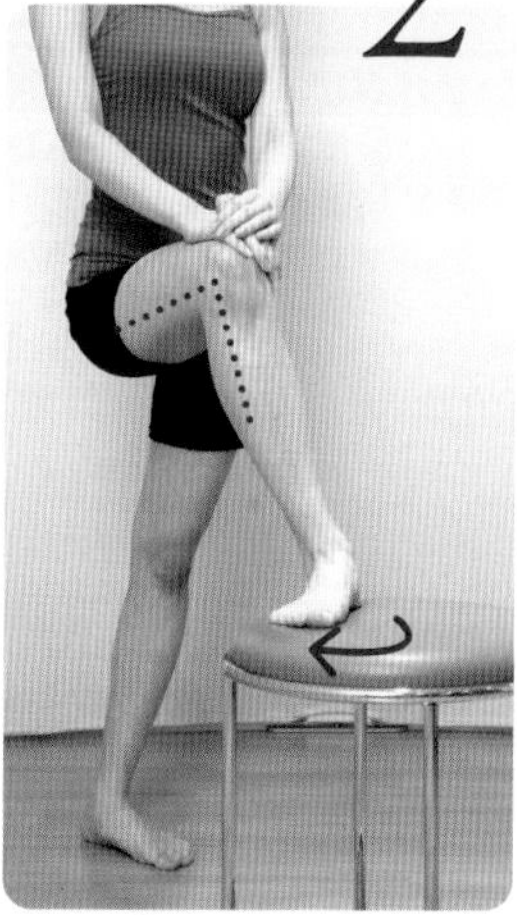

足を外側に向け、ひざから
すねを外側に回す

3

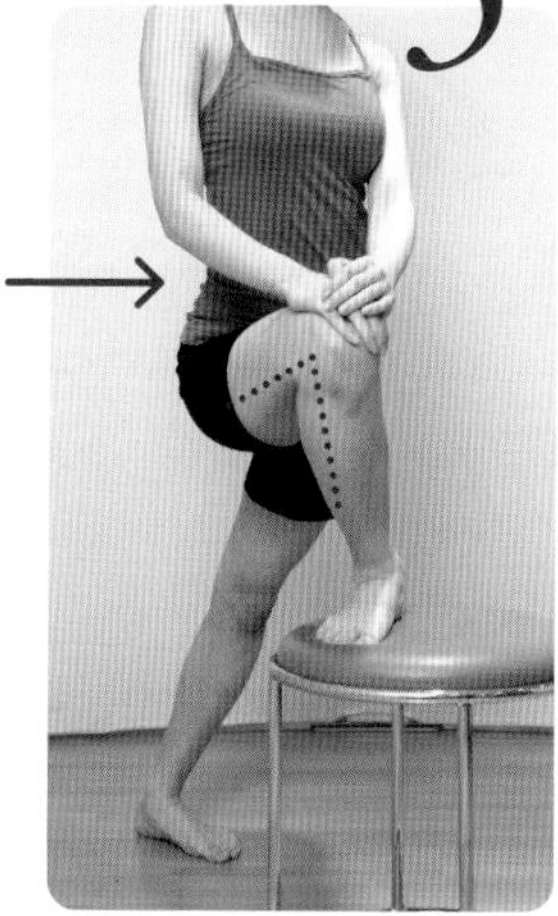

体の重心を前方に移動させてひざを前に突き出し、ひざを深く曲げていく。
ひざを限界まで曲げたところで1～2秒保ったらもとの姿勢に戻ることを10回繰り返す

ひざ内向け曲げ体操

1日の目安：10回1セット×5〜6回（3時間おきが理想）

ひざ外向け曲げ体操でも改善しない人は、ひざ関節を内旋させた状態でひざを伸ばすことで、関節包を整える角度を変えてみましょう。

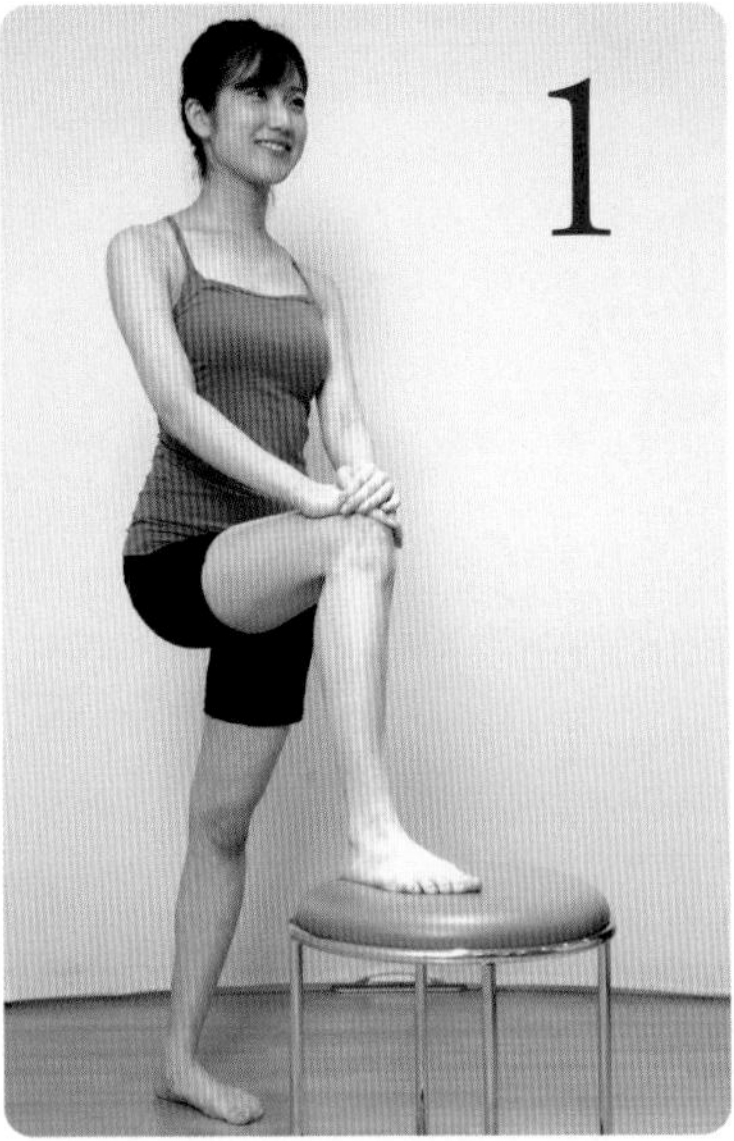

痛む方の足を椅子やベッドに乗せ、
ひざの上に両手を添える

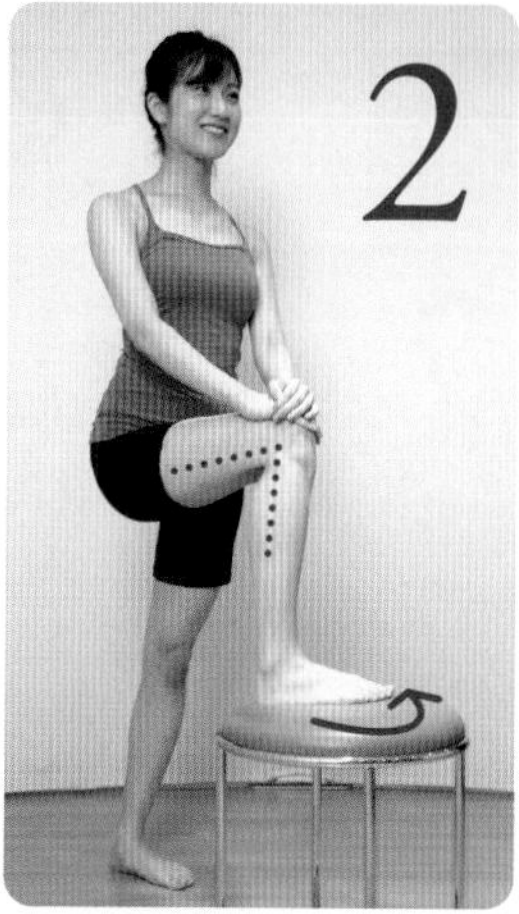

足を内側に向け、ひざから
すねを内側に回す

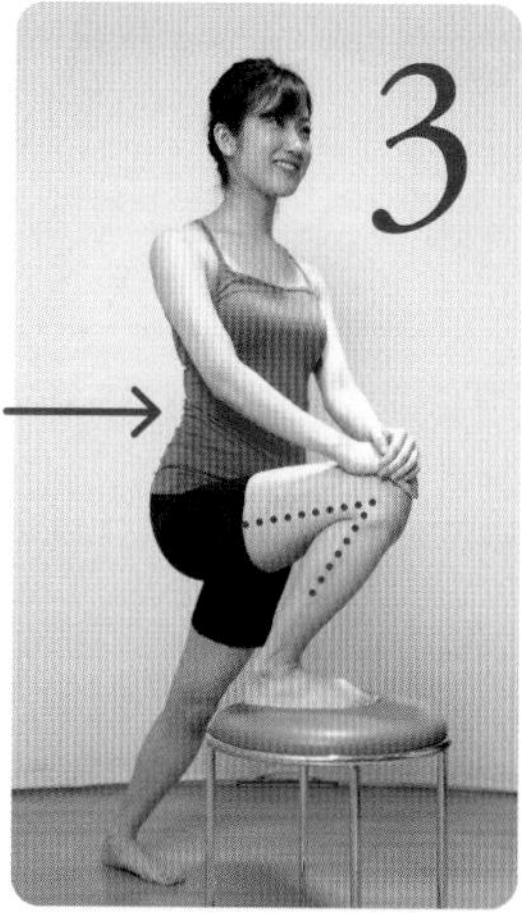

体の重心を前方に移動させてひざを前に突き出し、ひざを深く曲げていく。限界まで曲げたところで1～2秒保ったら、もとの姿勢に戻る（×10回）

ひざ関節曲げゆらし体操

ひざが動かしづらいときは、ゆらし体操を行います。適した方向性がはっきりしないことも多いのですが、伸ばしながらゆらすより、曲げながらゆらしたほうが楽になるのであれば、関節軟骨型ひざ痛・伸展屈曲タイプと判断します。

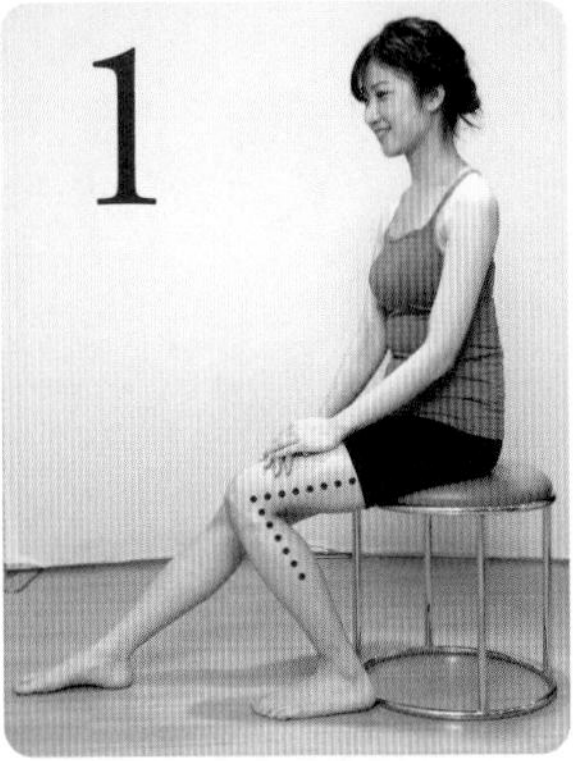

座った姿勢でひざを曲げ、つま先を地面につける

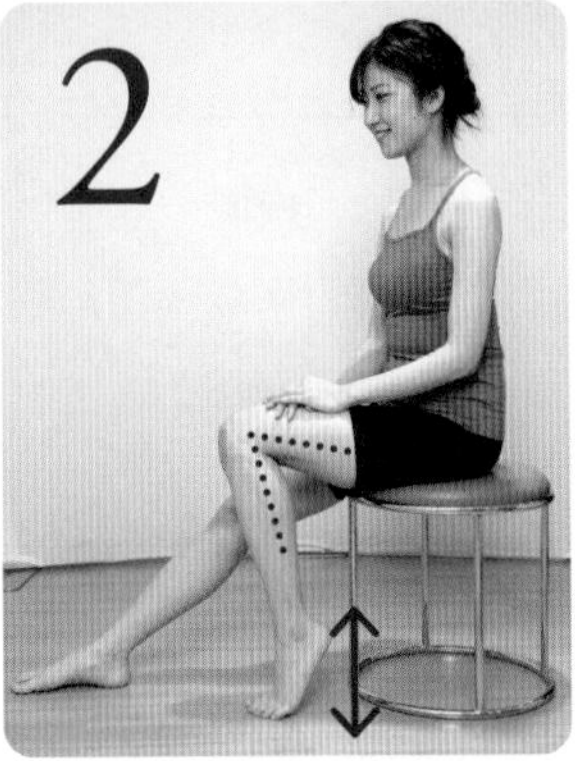

つま先をつけながらかかとを上げ、「貧乏ゆすり」のように足首を動かす

銅冶先生からのアドバイス

コツは、ひざの力を抜いて、足の力だけでひざを上下させることです。小さな動きで十分効果があります。

このゆらし体操は、気がついたら行い、できるだけ長時間ゆらすようにすると効果が高まります。

ひざ関節ゆらし体操

伸ばしながらゆらしても、曲げながらゆらしても、両方で楽になるのであれば、曲げ伸ばしのどちらとも少しずつ動かしていくゆらし体操を行います。

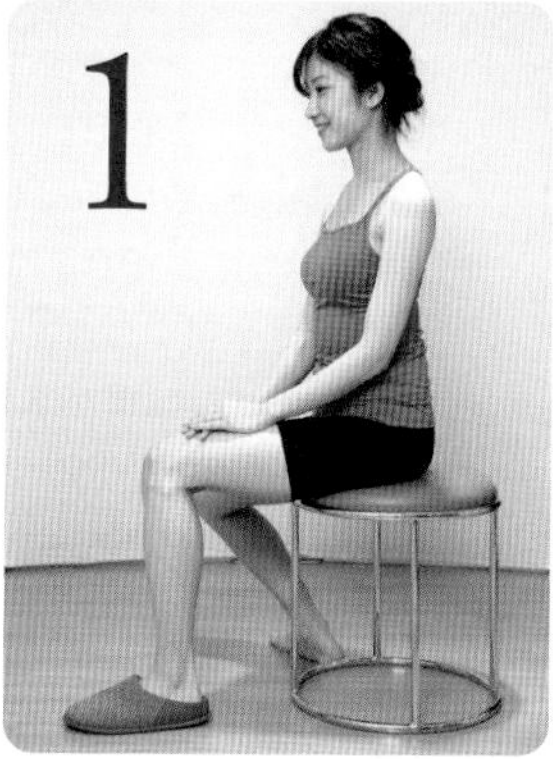

フローリングの部屋ですべりの良い靴下やスリッパを履き、椅子に座った姿勢で足を地面につく

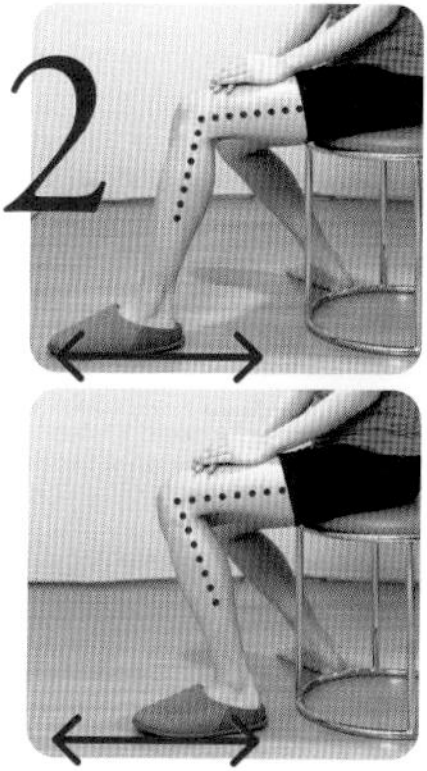

足を前後に滑らせ、ゆるやかにひざ関節を動かす

銅冶先生からのアドバイス

ひざの力を抜いて、足を前後に滑らせることで、軽い力でひざ関節を伸展・屈曲方向に動かせます。スリッパを履いて、フローリングの床で行うとスムーズです。気がついたら行うようにし、できるだけ長くゆらすようにしましょう。関節軟骨の摩耗が原因なので、軟骨にゆるやかな負荷をかけ、時間をかけて行えば、改善が見込めます。

痛みナビ体操を行った後は、必ず痛みナビ診断で効果判定を行ってください。体操前より痛みが軽減したり、可動範囲が大きくなったり、歩きやすくなっていたら、そのまま体操を継続します。改善が感じられなくなったり、悪化した場合には、いま行っている体操が適していないと考えられます。そのときは、痛みナビ診断に戻ってタイプを再確認しましょう。

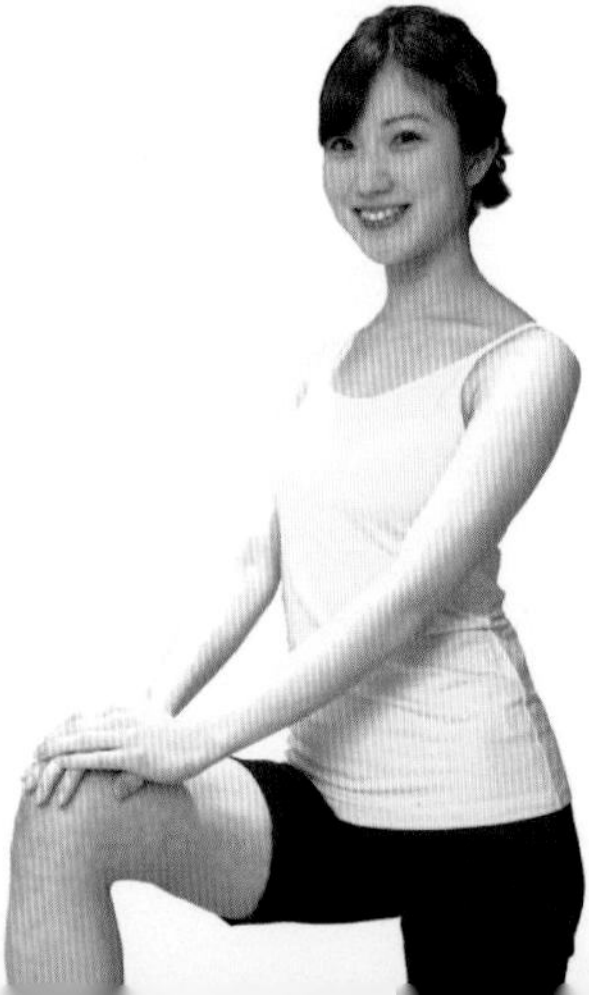

ステップ❸　ひざのお皿を押す

「お皿型ひざ痛」を治す！痛みナビ体操

痛みナビ体操お皿の体操は、まず最も痛みを感じる点である「圧痛点」を探すことから始めます。

お皿の内下方・外下方・内上方・外上方を圧迫し、最も痛みを感じるところを押しながら体操を行います。

圧痛点を見つけた後のお皿型ひざ痛改善体操は、お皿を押しながら「ゆらし体操」を行います。膝蓋大腿関節はひざを軽く曲げた状態で適度に関節がゆるむので、その位置でのゆらし体操が効果的です。お皿を動かす方向は押す位置で決まります。

お皿内下押し体操
［内下方改善型］

1日の目安：朝晩2セットずつ

お皿型ひざ痛の中で最も多いのは、この内下方改善タイプです。痛みナビ診断で内下方改善型と判定された人は、お皿内下押し体操を行います。

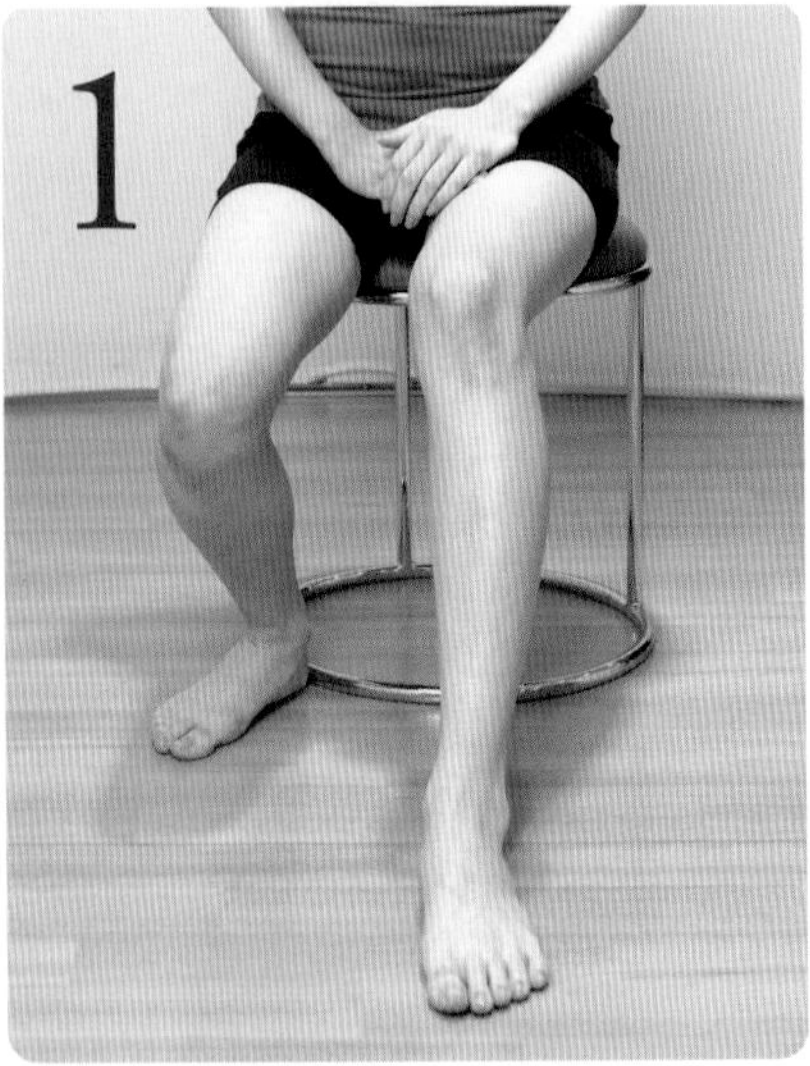

椅子に座って痛む方のひざを軽く伸ばし、
かかとを床につける

2

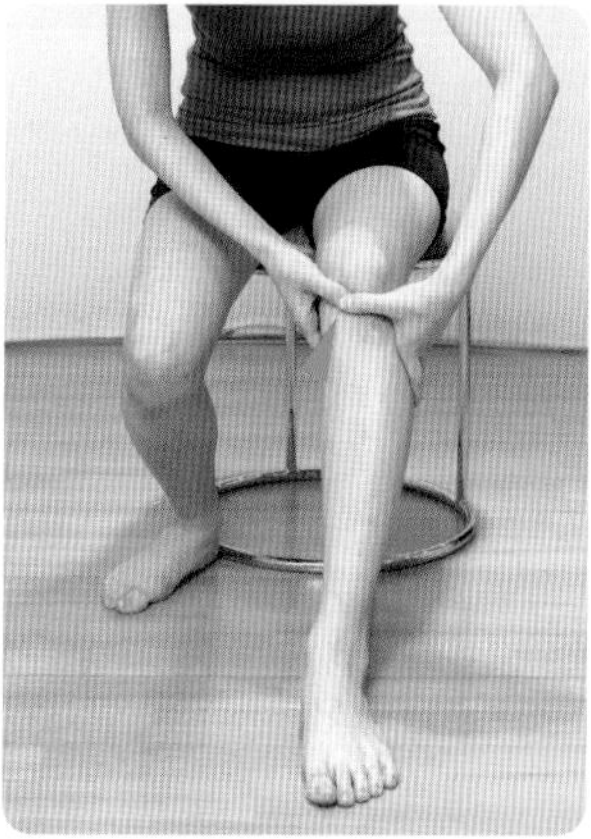

両手の親指を立てるようにして、お皿の内側下部の圧痛点をひざ関節の中心に向かって押す

3

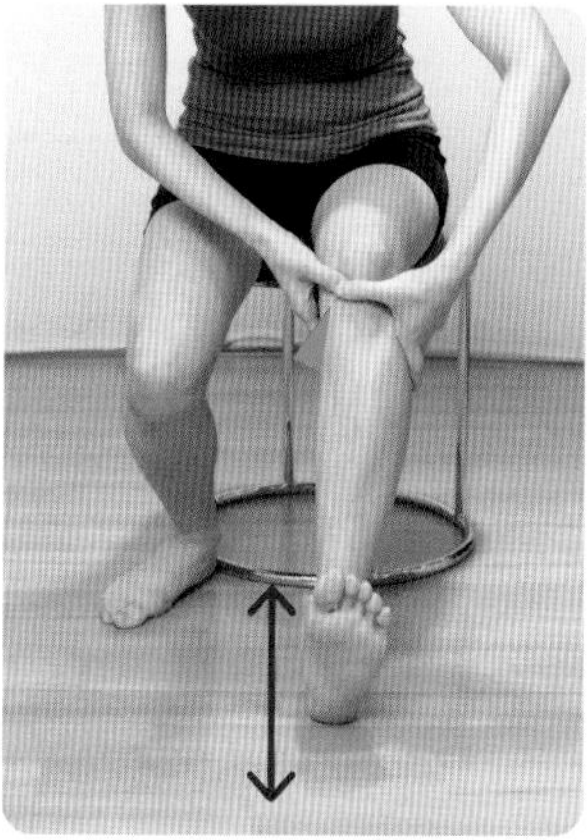

圧痛点を押しながら、足のつま先を軽く上下させる。足首の動きによって、ひざの屈伸運動を10回繰り返す

お皿外下押し体操
［外下方改善型］

1日の目安：朝晩2セットずつ

お皿型ひざ痛の中で二番目に多いのは、この外下方改善型です。痛みナビ診断で「外下方改善型」と判定された人は、この体操を行いましょう。

1

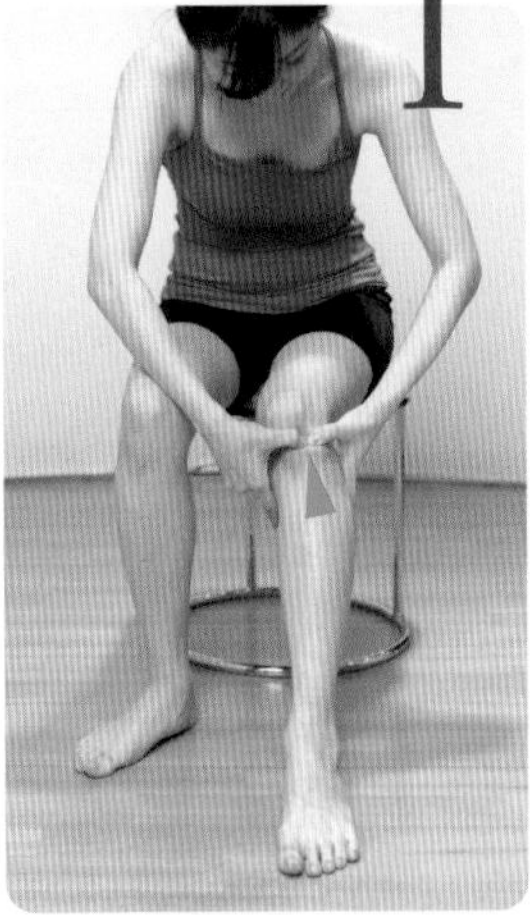

両手の親指を立てるようにして、お皿のへりの外側下部の圧痛点をひざ関節の中心に向かって押す

2

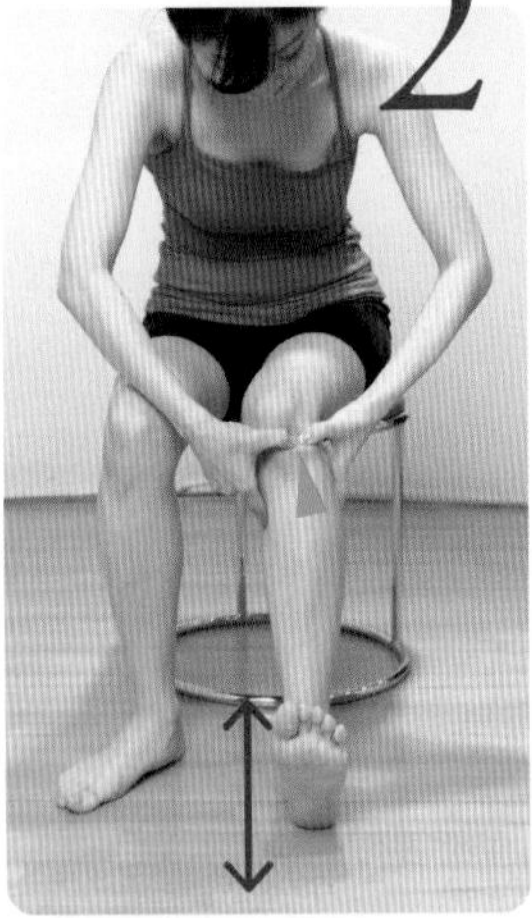

圧痛点を押しながら、足のつま先を軽く上下させる。足首の動きによるひざの屈伸運動（×10回）

お皿内上押し体操
［内上方改善型］

1日の目安：朝晩2セットずつ

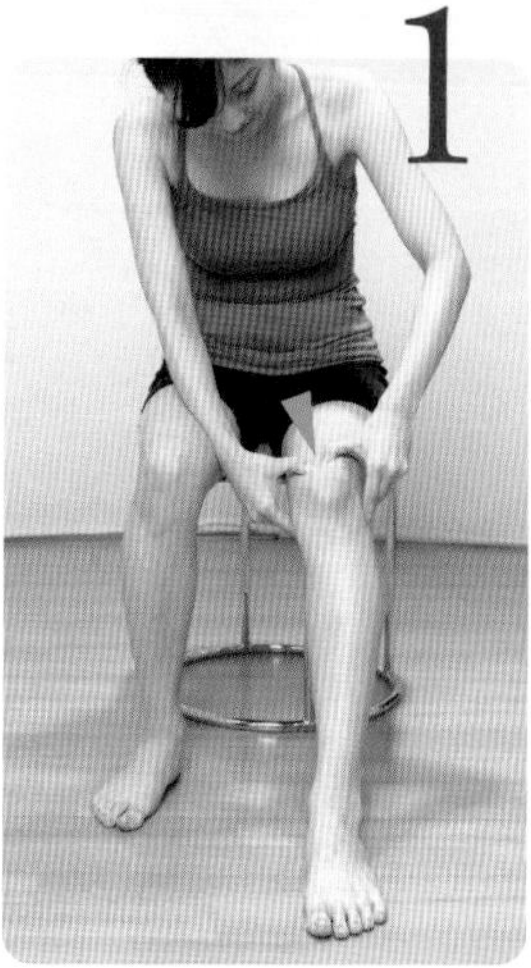

両手の親指を立てるようにして、お皿のへりの内側上部の圧痛点をひざ関節の中心に向かって押す

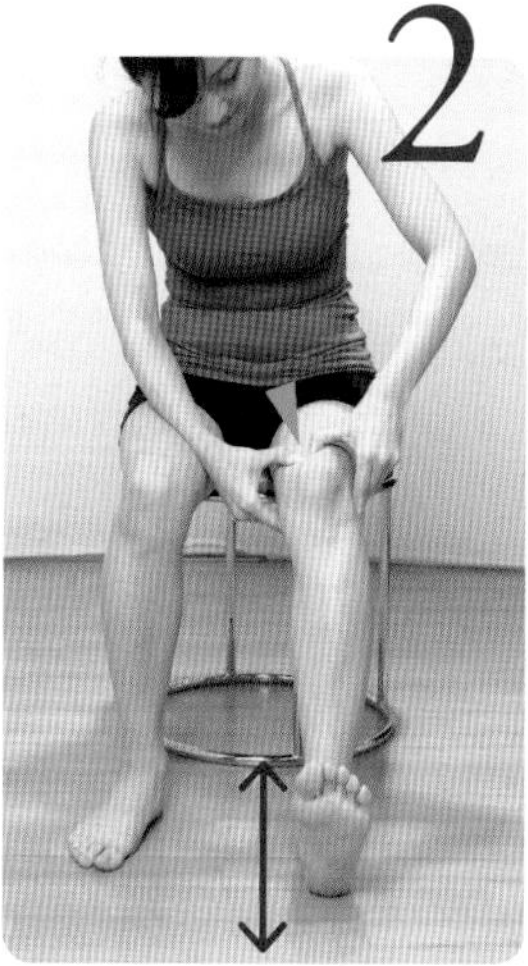

圧痛点を押しながら、足のつま先を軽く上下させる。足首の動きによって、ひざの屈伸運動を行う（×10回）

お皿外上押し体操
［外上方改善型］

1日の目安：朝晩2セットずつ

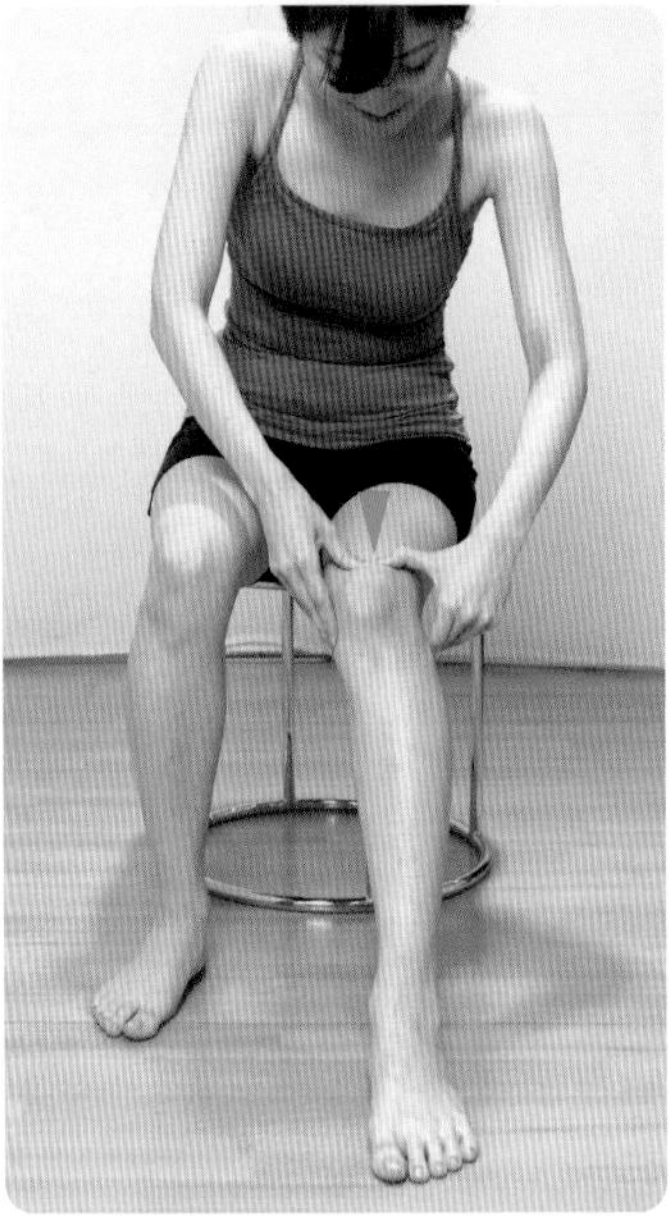

1

両手の親指を立てるようにして、お皿のへりの外側上部の圧痛点をひざ関節の中心に向かって押す

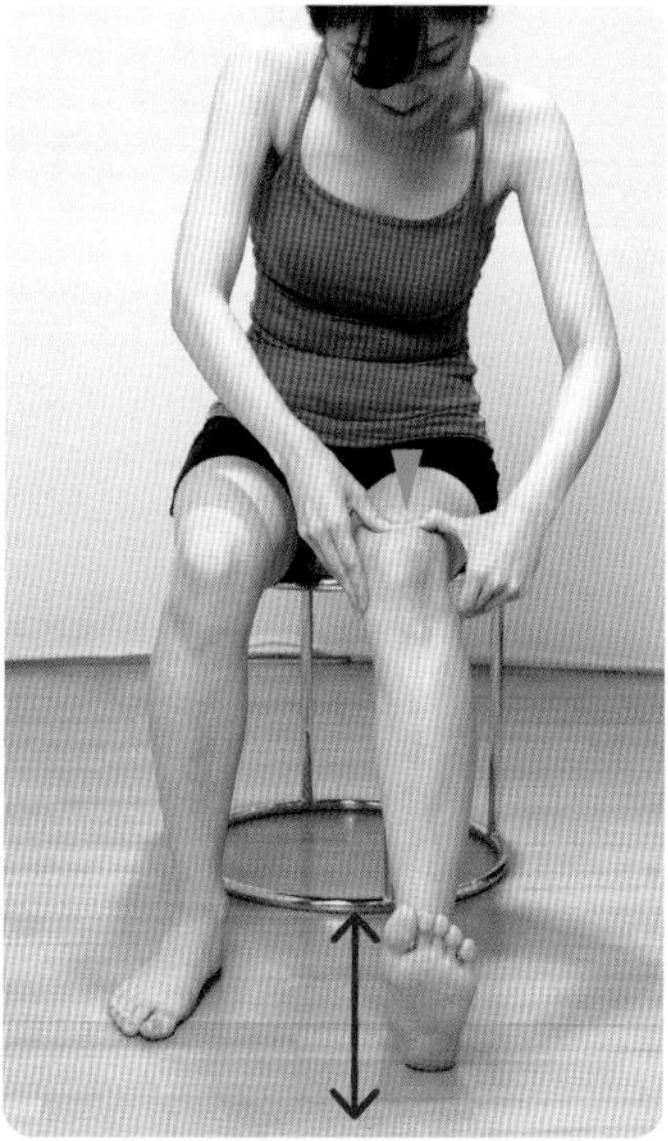

2

圧痛点を押しながら、足のつま先を軽く上下させる。足首の動きによるひざの屈伸運動（×10回）

銅冶先生からのアドバイス

以上の体操をお皿型ひざ痛では、頻度の高い順に、①内下方改善型→②外下方改善型→③内上方改善型→④外上方改善型と、タイプ判定を行います。お皿型ひざ痛の体操は、圧痛点を押しすぎると、炎症が強まり痛みが強まる可能性があるので、やりすぎないように注意してください。

体操を一週間くらい続けてもひざ痛に変化がない場合や、かえって悪化したら、痛みナビ診断に戻って、ほかのタイプに該当するかどうか再確認する必要があります。

痛みナビ体操を行った後は、必ず痛みナビ診断で効果判定を行ってください。体操前より痛みが軽減したり、可動範囲が大きくなったり、歩きやすくなっていたら、そのまま体操を継続します。改善が感じられなくなったり、悪化した場合には、いま行っている体操が適していないと考えられます。そのときは、痛みナビ診断に戻ってタイプを再確認しましょう。

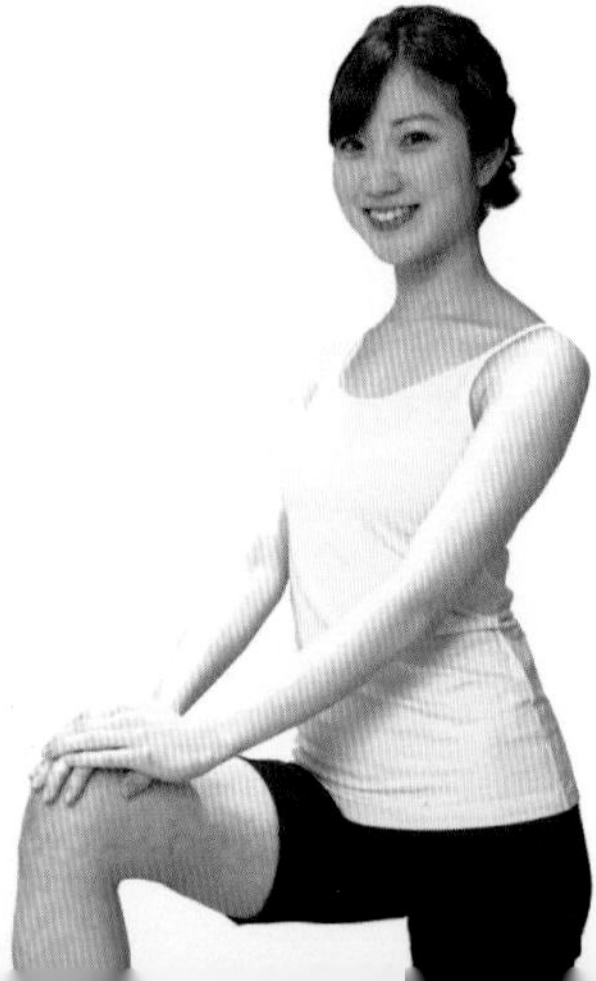

ステップ❹ | 筋肉を圧迫する

「筋肉型ひざ痛」を治す！痛みナビ体操

筋肉の体操も、お皿の場合と同じく、まず圧痛点を探すことから始めます。

ふくらはぎ・内太もも・外太もも・太もも裏を圧迫し、最も痛みを感じるところを押しながら体操を行います。

圧痛点を見つけた後の筋肉型ひざ痛改善体操は、筋肉を押しながら「ゆらし体操」を行います。筋肉が緊張すると深いところまで圧迫することが難しいので、なるべく筋肉の緊張をゆるめた状態でのゆらし体操が効果的です。

ふくらはぎ圧迫ゆらし体操
［ふくらはぎ改善型］

1日の目安：朝晩2セットずつ

この体操では、ふくらはぎの筋肉に生じた圧痛点をほぐしていくのですが、ヒラメ筋を圧迫するときは腓腹筋の奥にあるので、実際は腓腹筋も圧迫していることになります。いちいち筋肉の名前を確認しなくても、押してみて痛い場所を見つければ大丈夫です。

1

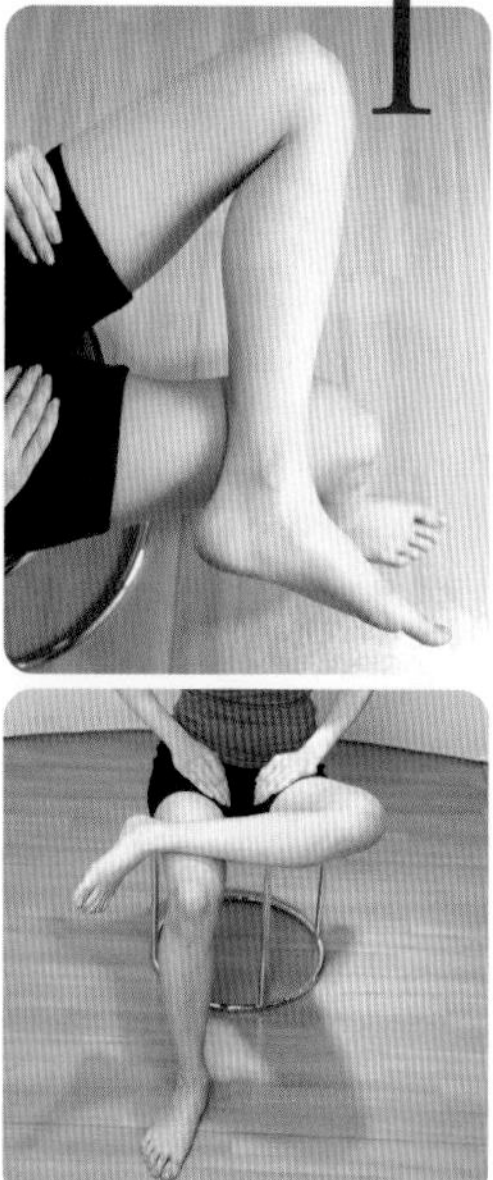

椅子に座り、ひざ痛がある側を上にして足を組む

2

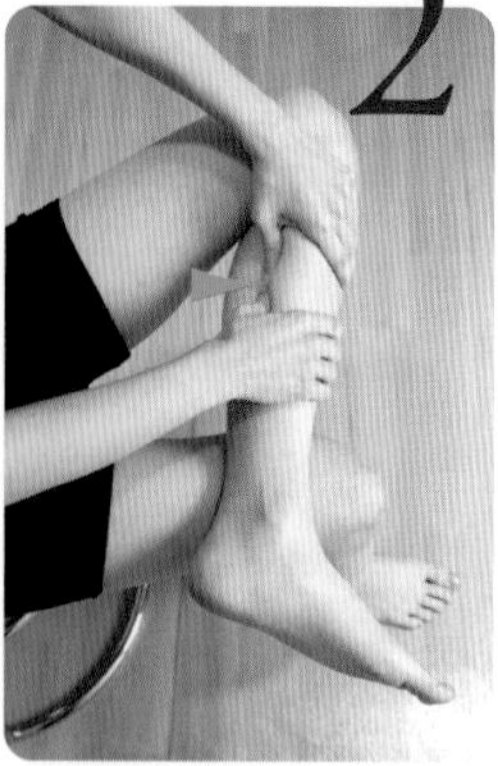

ひざ裏からやや下のふくらはぎに両手の親指を当て、指先を強めに押し込む

3

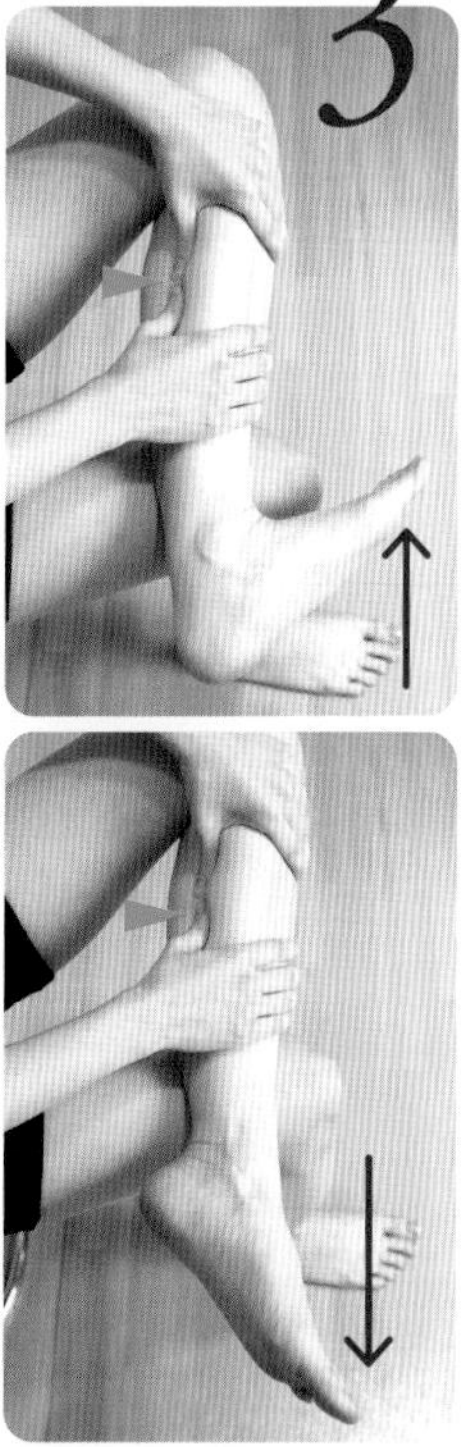

圧痛点が見つかったら、
親指でふくらはぎを圧迫しながら足首の曲げ伸ばしを行う（×10回）

4

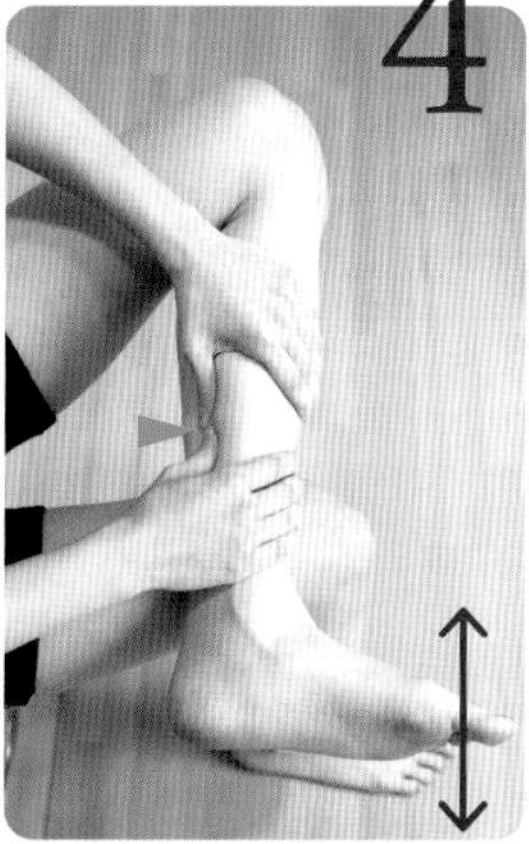

ふくらはぎを圧迫する場所を2～3センチほど足首側にずらし、ほかの圧痛点でも同様の動作を行う

簡易版・ふくらはぎ圧迫ゆらし体操

1日の目安：朝晩2セットずつ

ふくらはぎは手で押さなくても、ひざのお皿を利用して圧迫することができます。普段座っているときもできますし、手が悪くてうまくふくらはぎを押せない人にも簡単にできますので、簡易体操として紹介します。

1

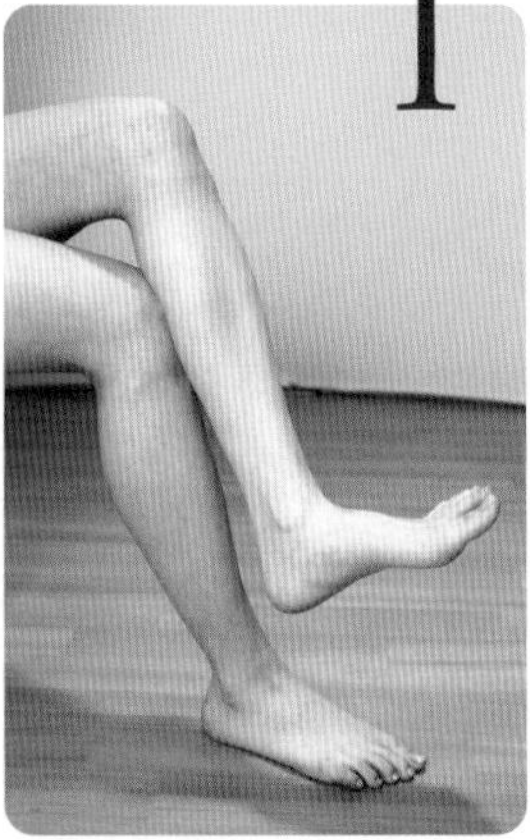

椅子に座り、ひざ痛がある側のふくらはぎをもう一方の足のひざのお皿の上に乗せる

2

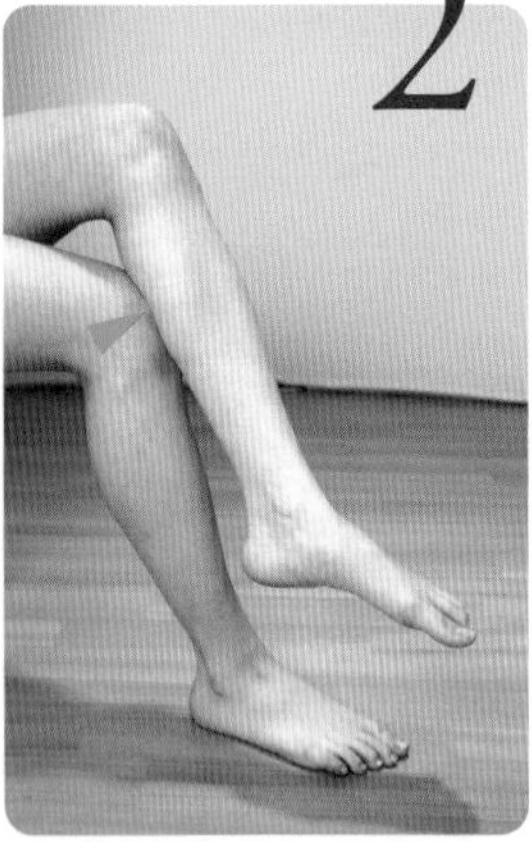

ひざのお皿をふくらはぎにあて、お皿でふくらはぎを圧迫する

3

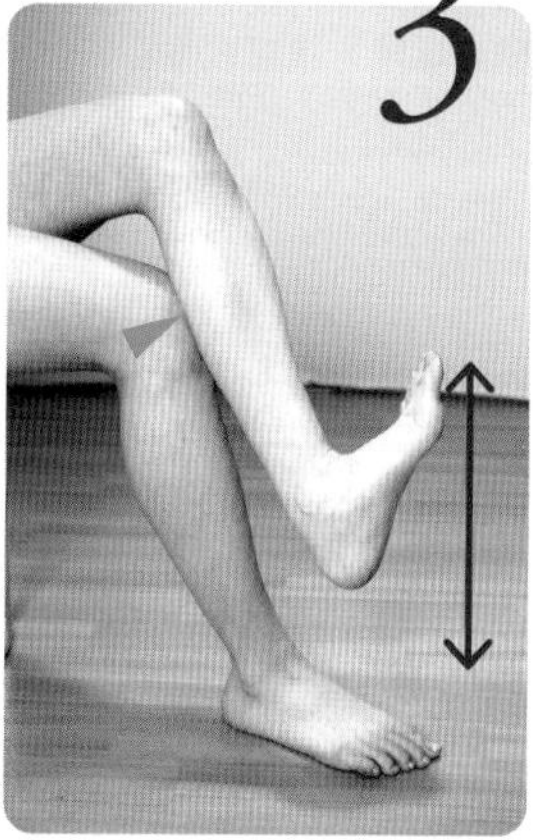

圧痛点が見つかったら、お皿でふくらはぎを圧迫しながら、足首の曲げ伸ばしを10回繰り返す

4

ふくらはぎを圧迫する場所を2〜3センチほど足首側にずらし、ほかの圧痛点でも同様の動作を行う

内太もも圧迫ゆらし体操
［内太もも改善型］

1日の目安：朝晩2セットずつ

太ももの内側にある内側広筋は、大腿骨内側から脛骨内側にかけてついていて、ひざ関節を伸ばす伸展運動を行います。内側広筋は内太ももの広い範囲を覆っています。いちいち筋肉の場所を確認しなくても、押してみて痛い場所を見つければ大丈夫です。

1

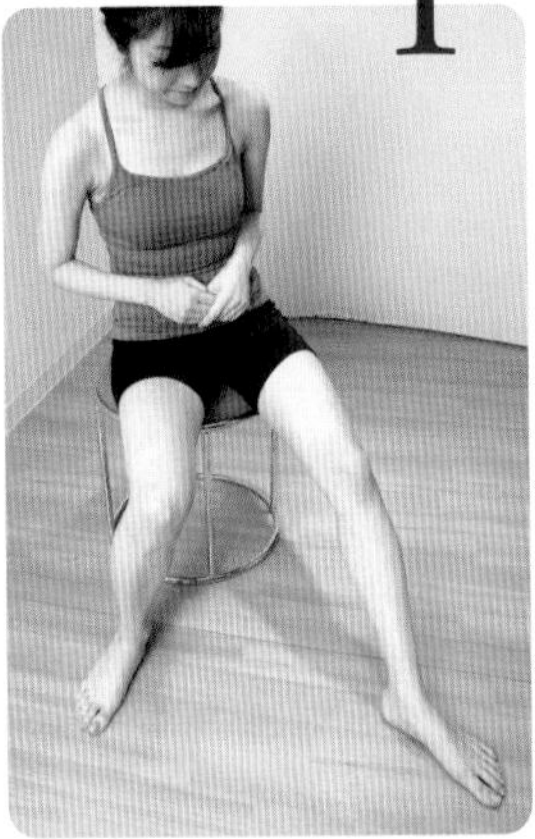

椅子に座り、ひざ痛がある側の足を1歩前に出す

2

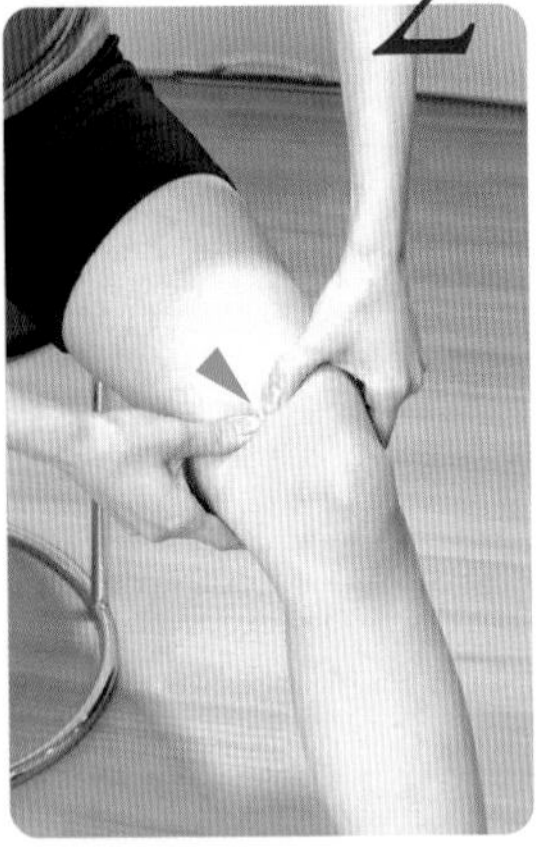

ひざのお皿の内側にある出っぱった骨のへりに両手の親指を当て、指先を押し込む

3

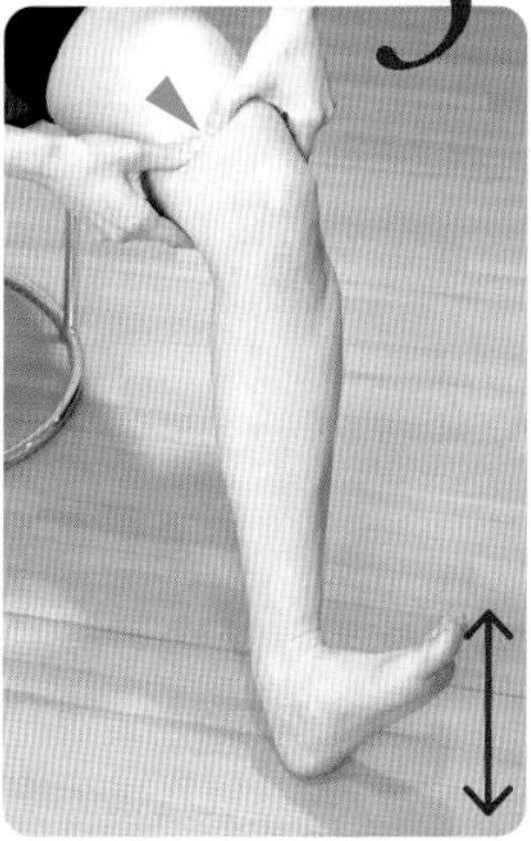

痛みが「ズーン」と響く圧痛点が見つかったら、その部分に指先を押し込みながら、足首の曲げ伸ばしを繰り返す（10回）

4

圧迫部位を太もも裏の中央部まで少しずつずらし、ほかの圧痛点でも同様の動作を行う

外太もも圧迫ゆらし体操
［外太もも改善型］

1日の目安：朝晩2セットずつ

太ももの外側にある外側広筋は、大腿骨外側から脛骨外側にかけてついているため、ひざ関節を伸ばす伸展運動を行います。外側広筋は外太ももの広い範囲を覆っています。いちいち筋肉の場所を確認しなくても、押してみて痛い場所を見つければ大丈夫です。

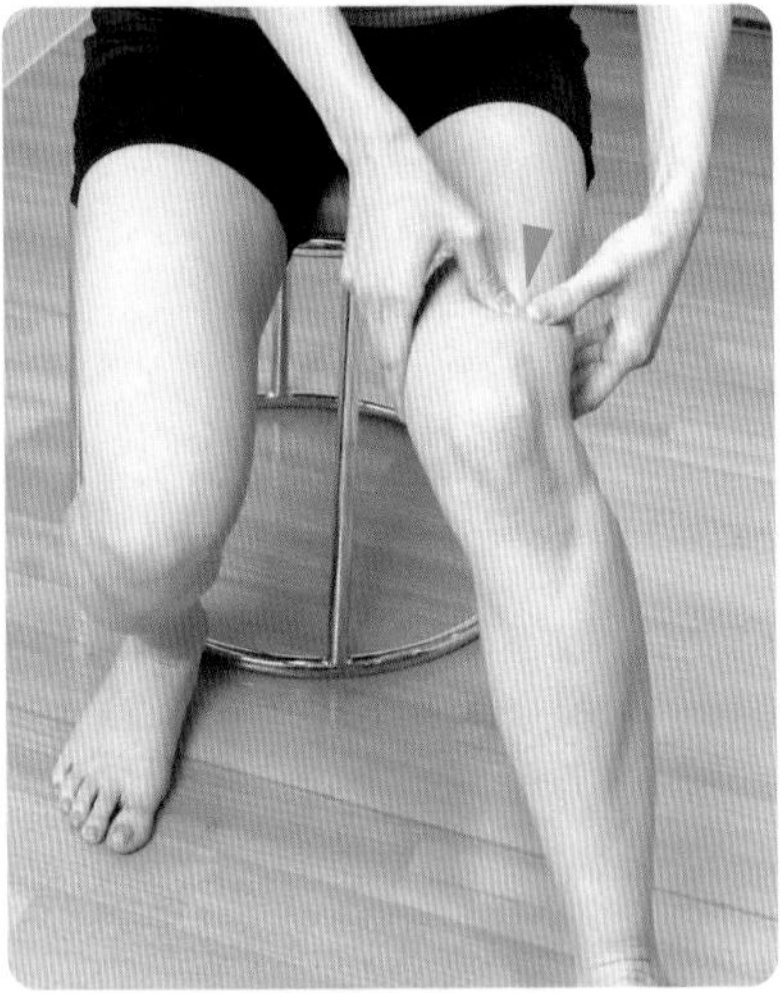

1 ひざのお皿の外側にある出っぱった骨のへりに両手の親指を当て、指先を押し込む

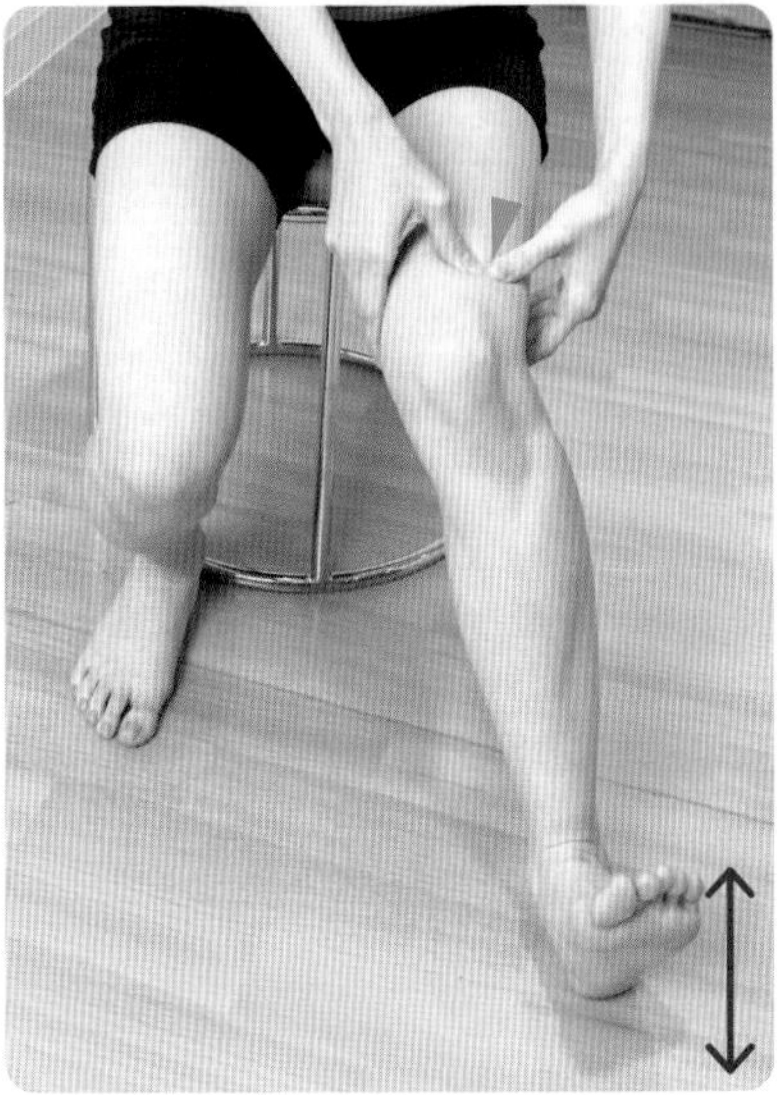

2 圧痛点が見つかったら、その部分に指先を押し込みながら、足首の曲げ伸ばしを10回繰り返す

3 圧迫する部位を太もも裏の中央部まで少しずつずらし、ほかの圧痛点でも同様の動作を行う

太もも裏圧迫ゆらし体操
［太もも裏改善型］

1日の目安：朝晩2セットずつ

太ももの裏側の外側には大腿二頭筋、内側には半膜様筋と半腱様筋があり、これらの筋肉群を総称して「ハムストリングス」といいます。ハムストリングスには、ひざを曲げる屈曲と、股関節を伸ばす伸展を行います。その他に、半膜様筋と半腱様筋は股関節とひざを内側に回す内旋を行い、大腿二頭筋は外側に回す外旋を行います。

ハムストリングスは指だと押しにくいので、硬式のテニスボールを使います。

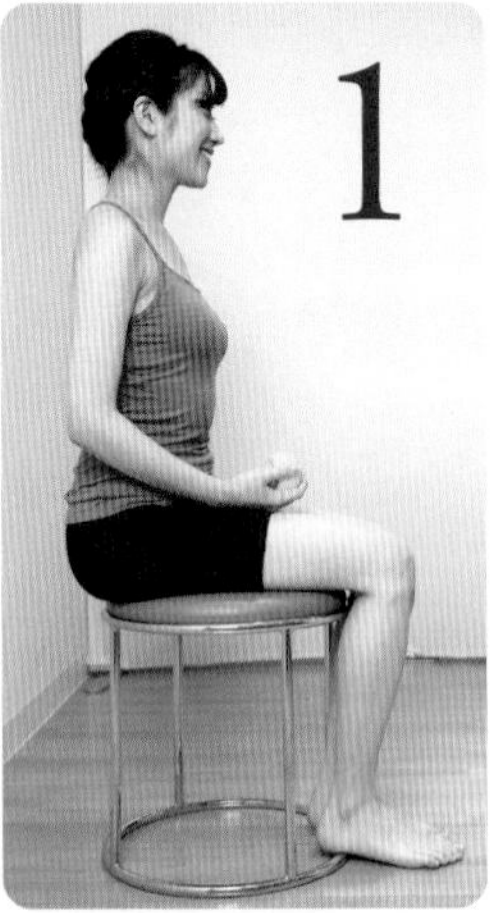

硬式テニスボールを1個用意し、椅子に深く腰かける

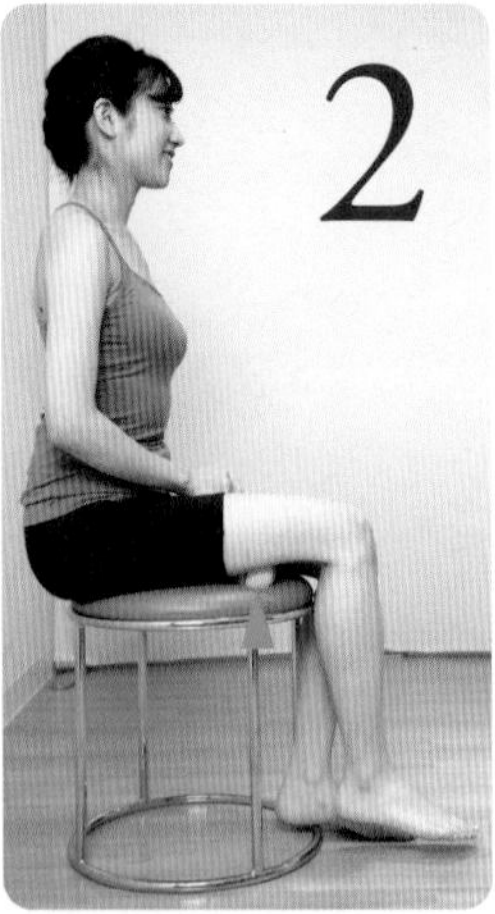

ひざ裏のやや上にテニスボールを当て、ゆっくり体重をかける

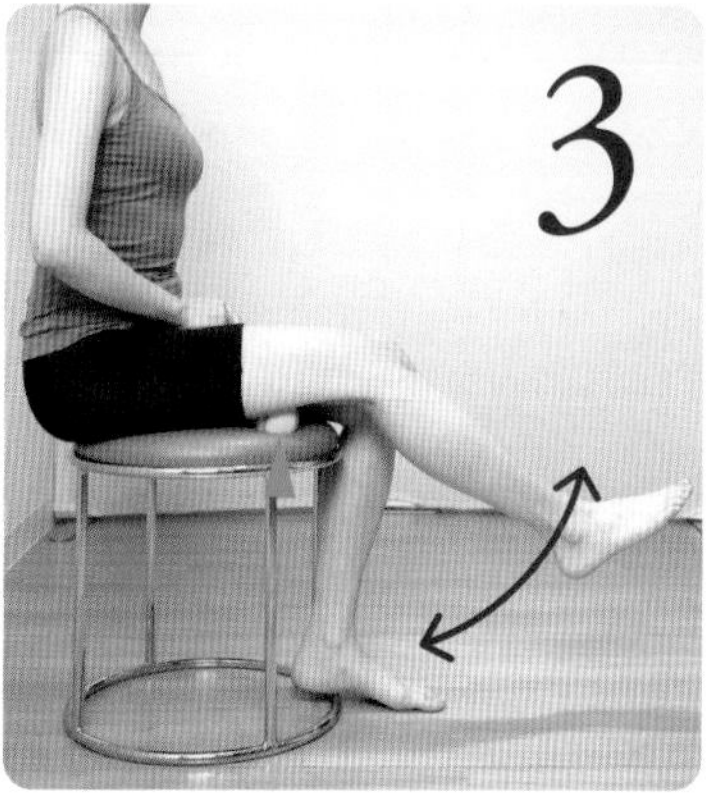

テニスボールに体重をかけたままひざをゆらす（×10回）

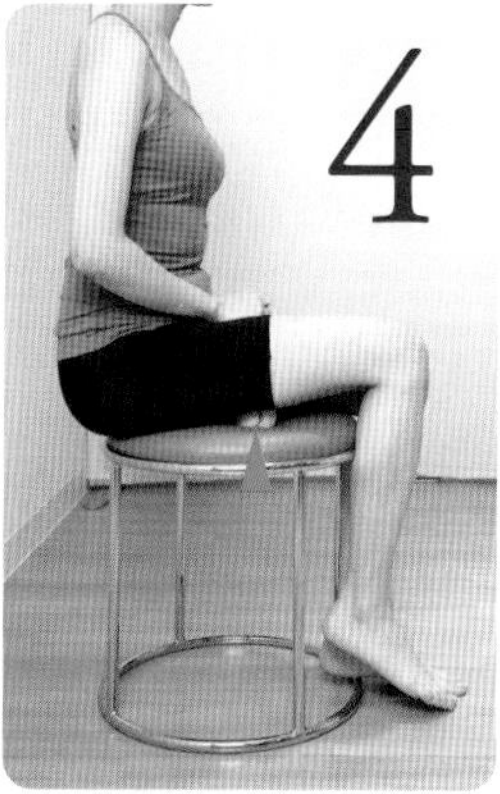

テニスボールを太もも裏の中央部まで少しずつずらし、ほかの圧痛点でも同様の動作を行う

PART

3

痛みの原因は「４つの部位」にあった

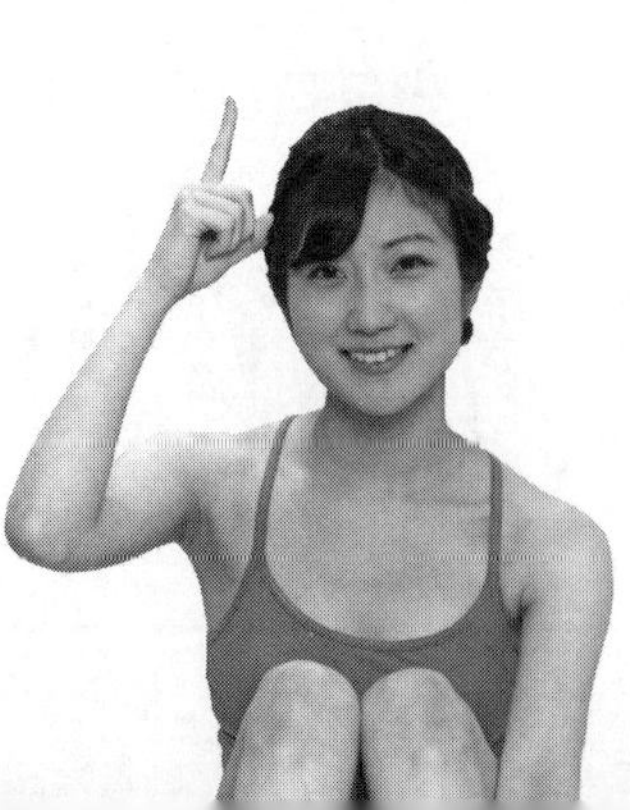

ひざの構造

ひざの関節は、次の４つの骨からできています。

・大腿骨《だいたいこつ》（太ももの骨）
・脛骨《けいこつ》（すねの骨）
・膝蓋骨《しつがいこつ》（お皿の骨）
・腓骨《ひこつ》（すねの外側の骨）

ひざの正面図（伸ばしたとき）

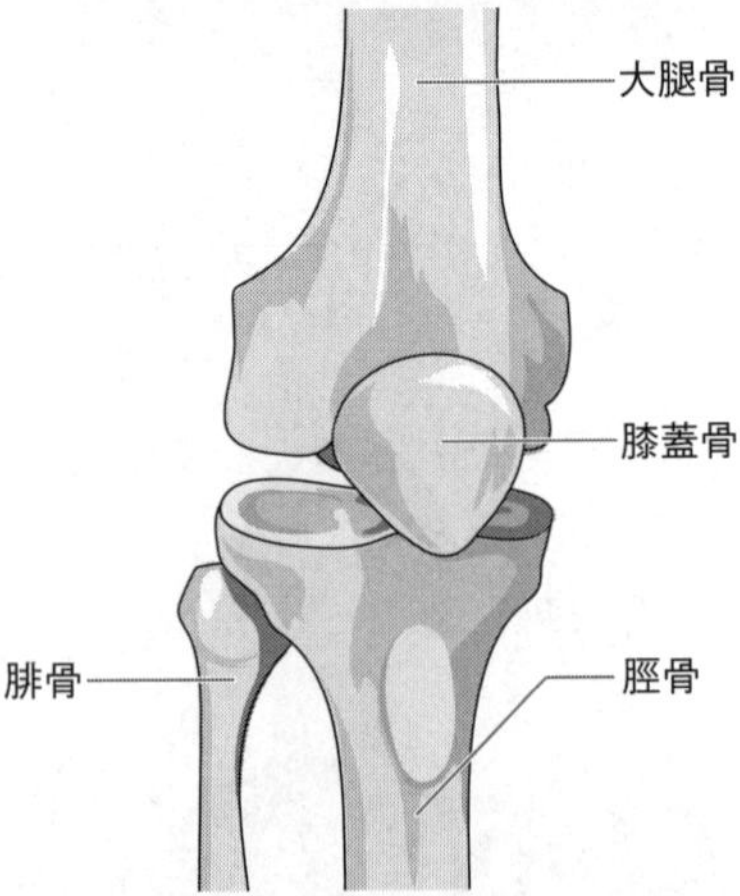

大腿骨と脛骨の間にある関節「**大腿脛骨関節《だいたいけいこつかんせつ》**」には、さらに内側と外側の2つの関節があるため、ひざの関節は大きく3つの部位に分けられます。

ひざの正面図（曲げたとき）

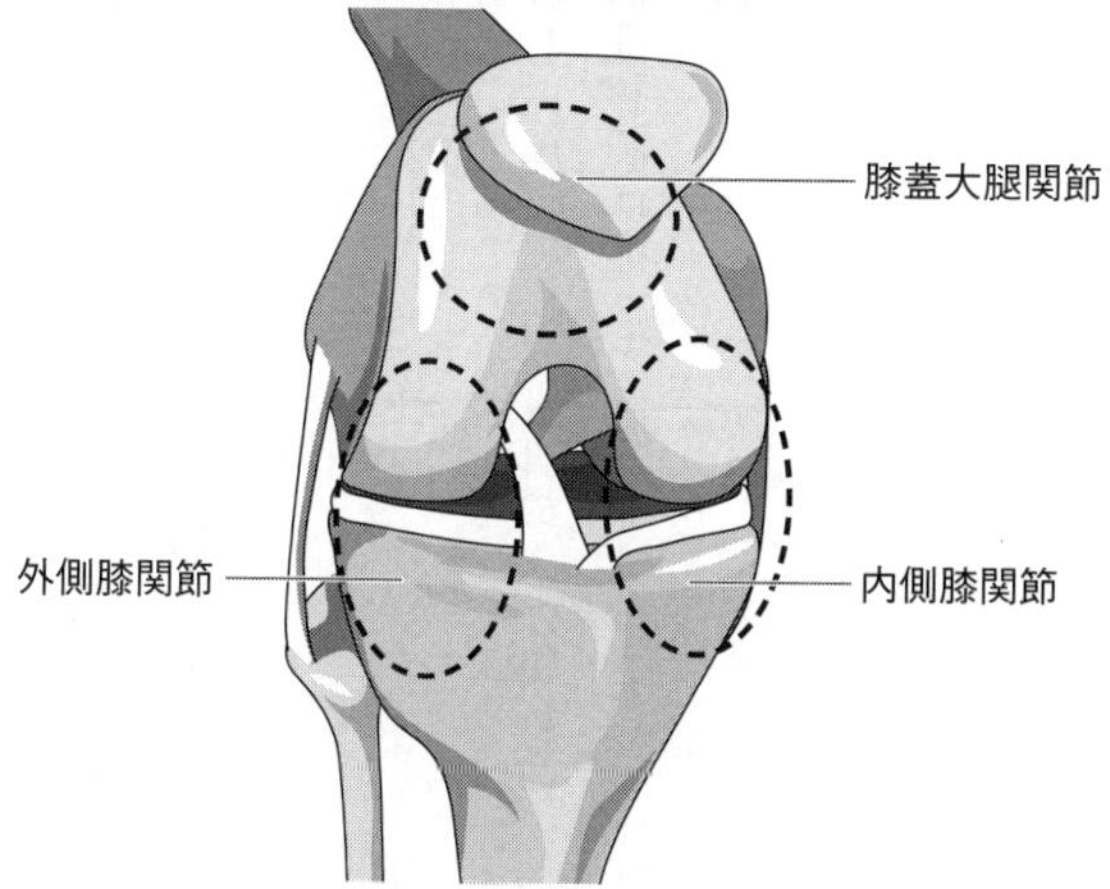

①内側膝《しつ》関節

ひざの内側にある関節（内側大腿脛骨関節）です。O脚の人が傷めやすく、この部分が傷むと「内側型変形性膝関節症」と呼ばれます。

②外側膝《しつ》関節

ひざの外側にある関節（外側大腿脛骨関節）です。X脚の人が傷めやすく、この部分が傷むと「外側型変形性膝関節症」と呼ばれます。

③膝蓋大腿《しつがいだいたい》関節

ひざのお皿にある関節のことで、膝蓋骨と大腿骨の間の関節です。この関節が傷むと「膝蓋大腿関節症」と呼ばれます。

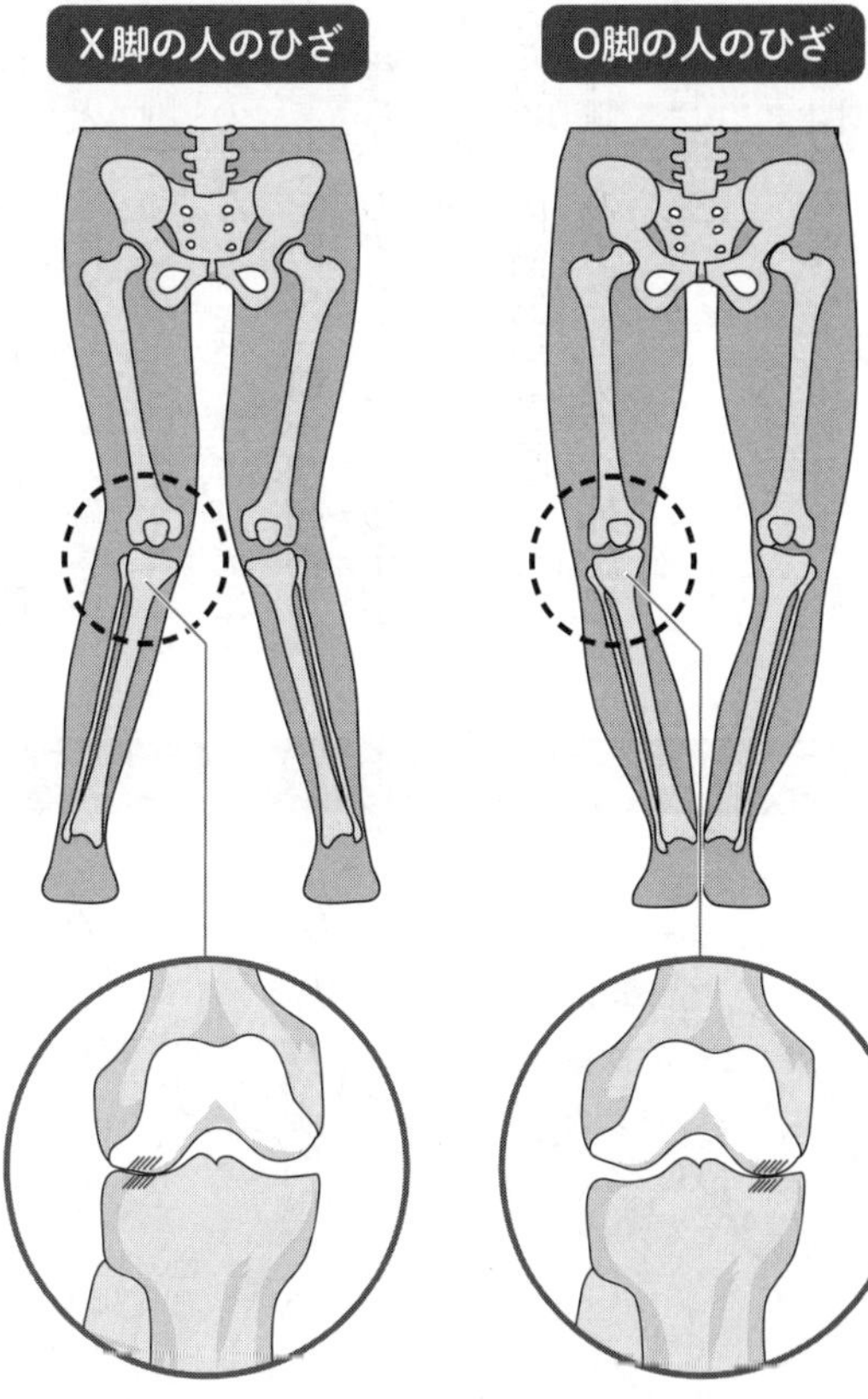
X脚の人のひざ
O脚の人のひざ

大腿骨・脛骨・膝蓋骨は、「**関節包《ほう》**」という関節の袋と、靭帯や筋肉・腱でつながっています。ひざ関節の真ん中には、ひざが前にずれることを防ぐ「**前《ぜん》十字靭帯**」と、後ろへのずれを防ぐ「**後《こう》十字靭帯**」、内側には内側にずれることを防ぐ「**内側側副《ないそくそくふく》靭帯**」、外側には外側へのずれを防ぐ「**外側側《がいそくそく》副《ふく》靭帯**」があります。

ひざ関節の真ん中にある靭帯には神経が通っていないため、傷ん

ひざを横から見た図

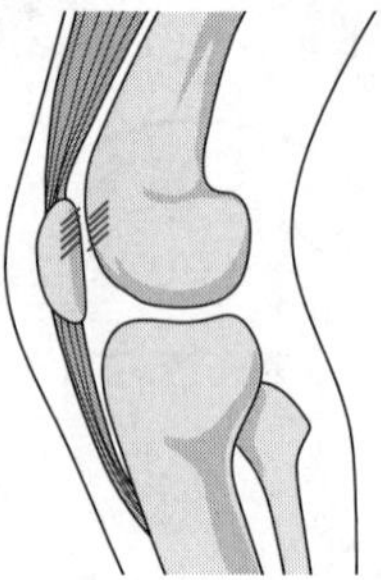

お皿を上から見た図

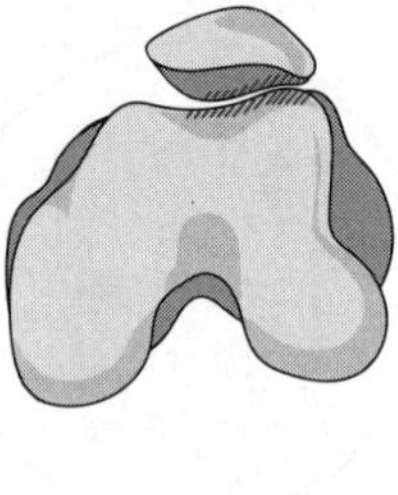

でもすぐに痛みを感じることはありませんが、ひざ関節の両側にある靭帯には神経が通っているので、すぐに痛みを感じます。

大腿骨・脛骨・膝蓋骨が接する部分は、骨と骨が直接こすれ合わないように、関節軟骨というなめらかで弾力性のある軟骨組織で覆われています。**関節軟骨**の80％は水分で、残りの20％はコラーゲン、ヒアルロン酸、コンドロイチンなどの成分で構成されています。

ひざを後ろから見た図

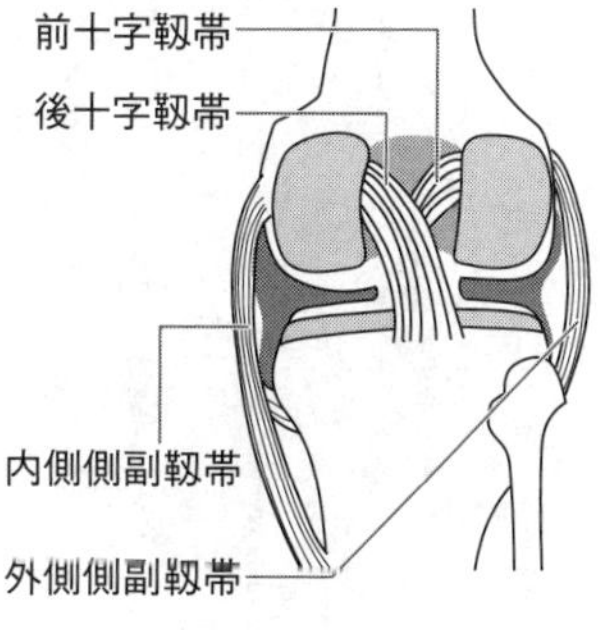

ひざを横から見た図

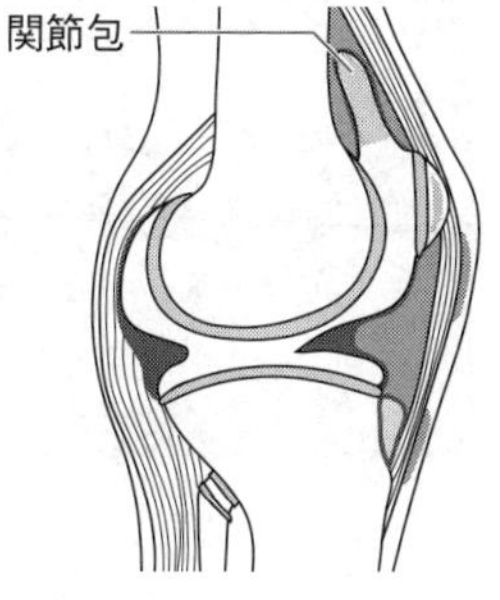

関節軟骨には血管が通っていないため、血液から直接栄養を補給することができません。そこで、ときどき関節に荷重することで軟骨に「**ミルキング**」という拡散作用を起こし、関節液から栄養を供給しています。

しかし、ミルキングは血管からの栄養補給よりも効率が悪いので、関節軟骨は一度損傷すると修復が困難です。また、関節軟骨には神経が通っていないので、すぐに痛みを感じることはありません。

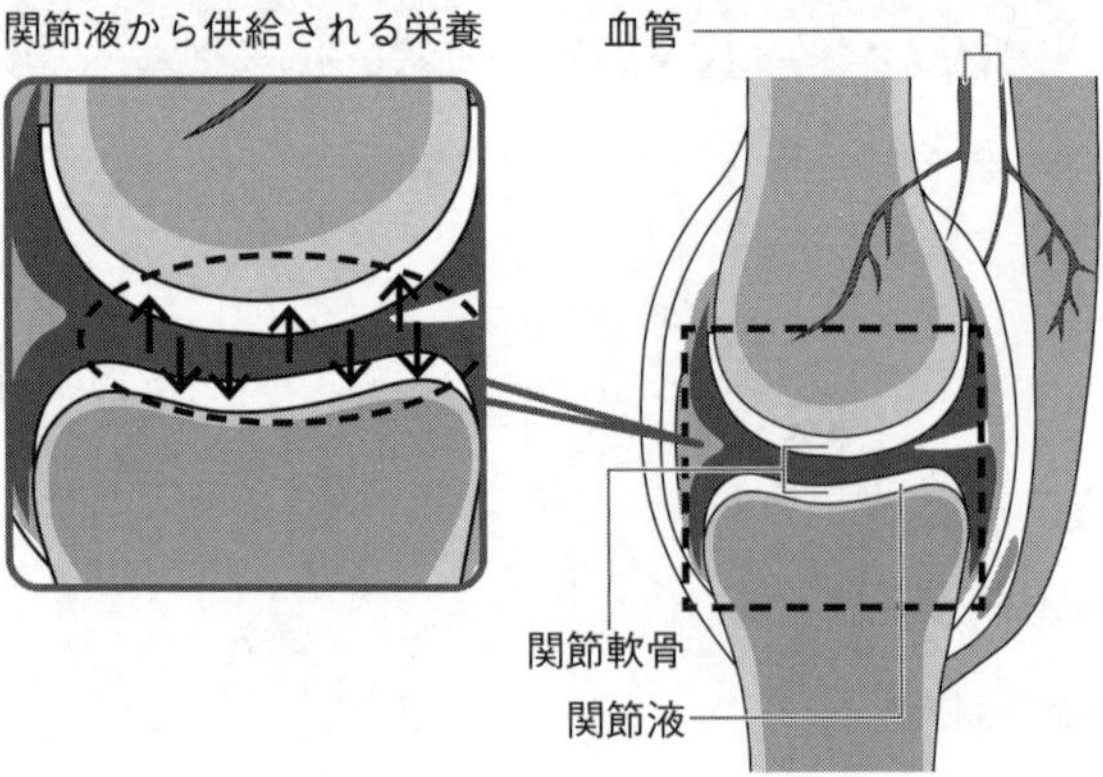

関節包の内部を満たす関節液は、ひざの曲げ伸ばしを助ける潤滑油の役割を持っています。関節液の量は通常1cc以下ですが、関節包の内側にある滑膜に炎症が起こると関節包の中に水がたまり、ひざが曲げ伸ばししづらくなります。

また、関節包には神経が通っているため、関節包がゆがんだり関節内に炎症が起きたりすると、すぐに痛みを感じます。

大腿骨の軟骨と脛骨の軟骨の間には、線維と軟骨でできている

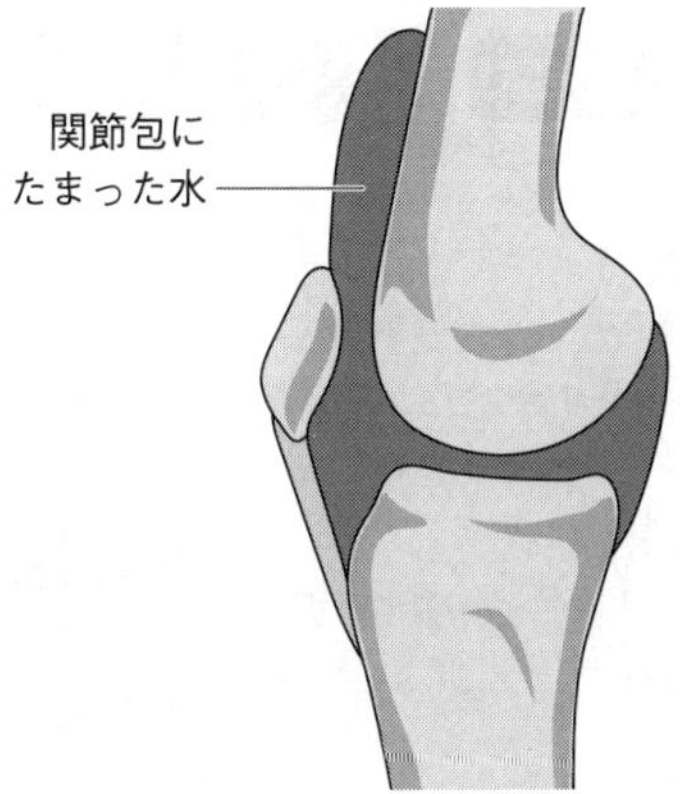

「半月板」があり、クッションの役目を果たしています。

半月板は三日月形で、ひざの内側と外側に一枚ずつ並んでいます。半月板があることでひざ関節の接触面積が増え、大腿骨と脛骨の関節軟骨にかかる負担を分散することができます。半月板には血管があまり通っていないため、関節軟骨と同様、一度損傷すると治りにくい組織です。また、神経が通っていないので、傷んでも痛みを感

ひざを正面から見た図

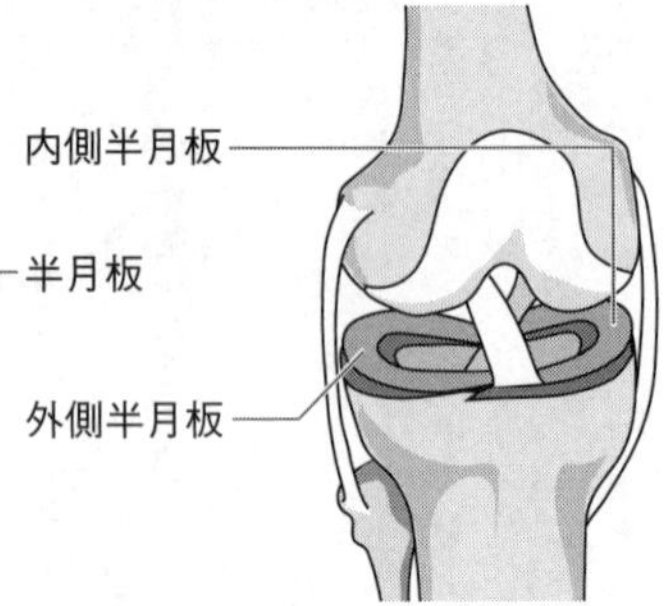

ひざを横から見た図

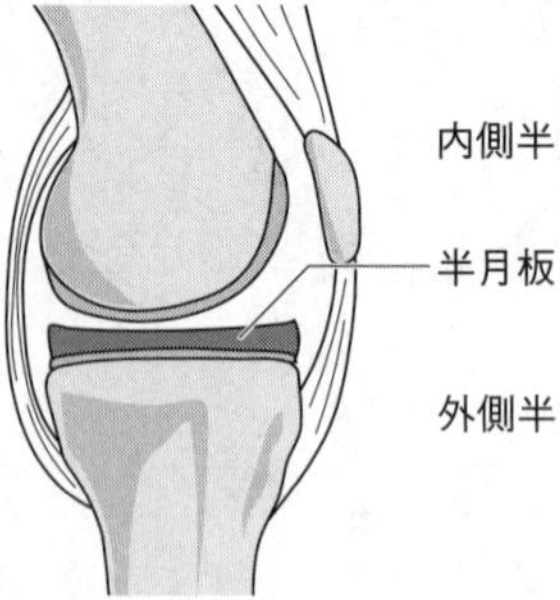

じることはありません。

ひざの関節を動かすのは筋肉です。筋肉が収縮すると、その力が腱を通じて骨に伝わり、ひざ関節に動きが生じるしくみです。

ひざ関節を伸ばす動き（伸展）を行うのは大腿四頭筋で、曲げる動き（屈曲）を行うのは、大腿二頭筋と半膜様筋および半腱様筋からなる「**ハムストリングス**」と呼ばれる太もも裏の筋肉群です。

ひざを裏から見た図　ひざを正面から見た図

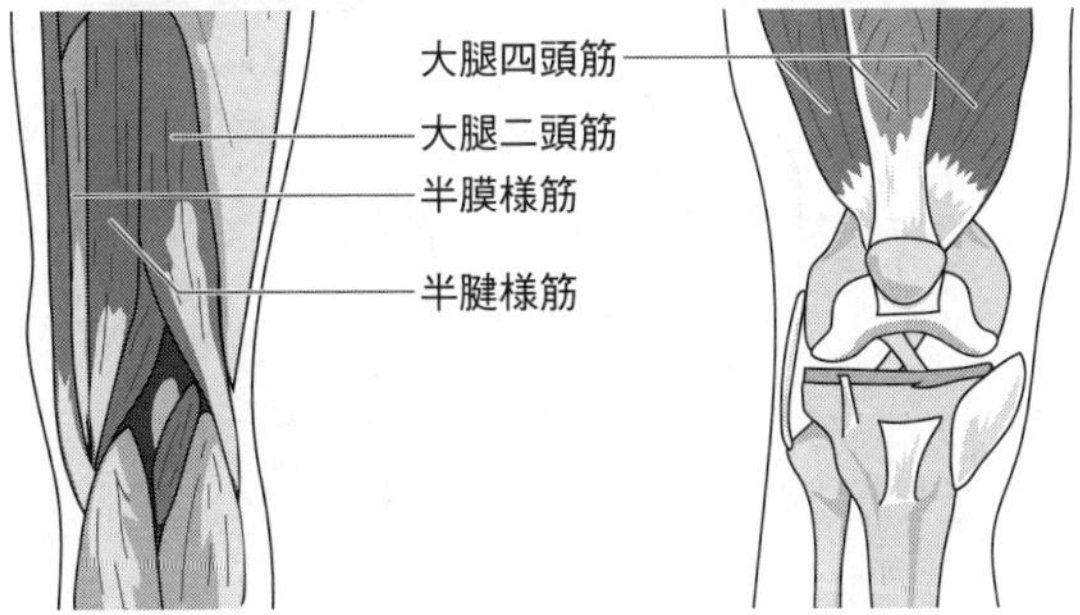

伸展運動

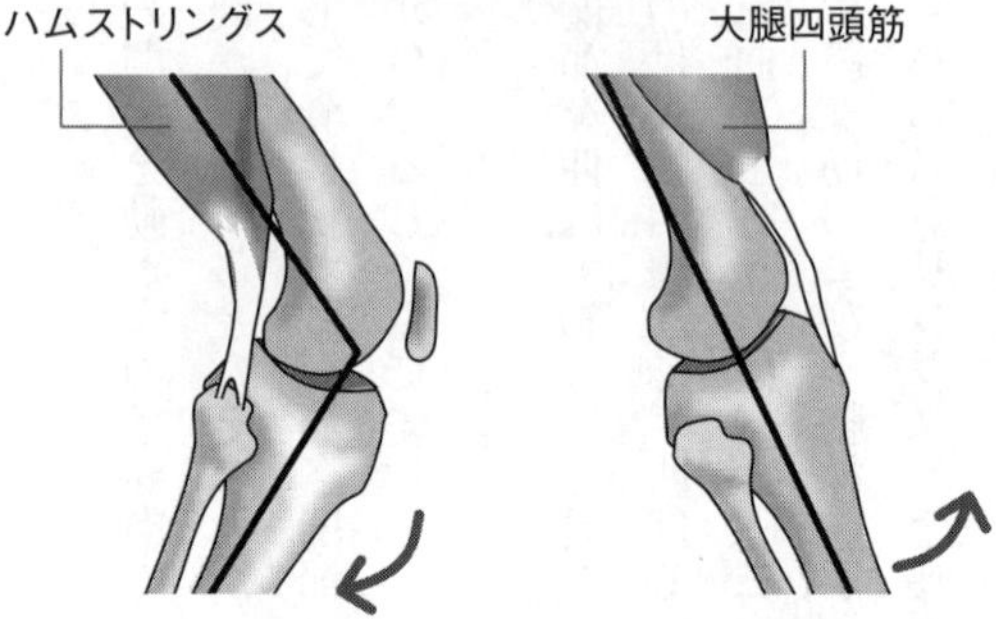

外旋運動

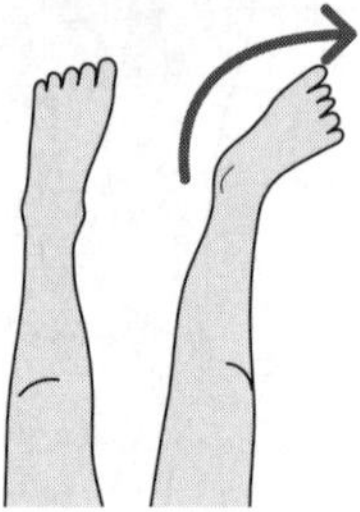

内旋運動

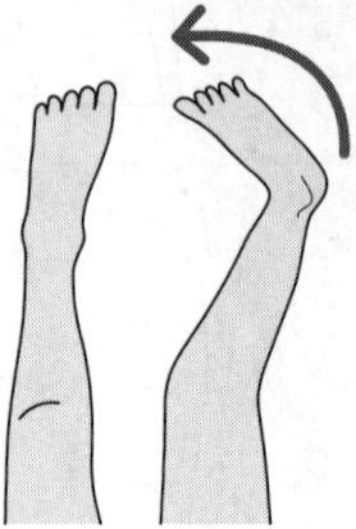

ひざ関節を曲げた状態だと、内側に回す（内旋）運動と外側に回す（外旋）運動ができますが、伸びた状態ではできません。大腿二頭筋はひざ関節を外旋させ、半膜様筋と半腱様筋はひざ関節を内旋させる働きもあります。筋肉には神経が通っているので、すぐに痛みを感じます。

ひざ痛はこうして起きる

ひと口にひざ痛といっても、その原因については現代医学でも解明できていないことがたくさんあります。

「レントゲン写真で見るひざ関節の変形が、必ずしもひざ痛の原因にはならない」という報告もあります。私の患者さんでも、リハビリで歩きやすくなっているのにもかかわらず、レントゲンでは以前よりひざ関節のすき間が狭くなっている人もいます。反対に、ひざの痛みが強いのにレントゲンでは何の異常もない人もいるから不思議です。

ひざの痛みには、骨や軟骨・半月板・靭帯・筋肉・神経など、多くの組織が関係していて、原因がはっきりしないこともよくあります。たくさんのひざ痛の患者さんを試行錯誤しながら治療していくうちに、「**ひざ痛の原因部位を4つに分けて考えると、治療に結びつけやすい**」ということが分かってきました。

原因部位とは、次の4つです。

①腰椎
②ひざ関節
③ひざのお皿

④ひざ周りの筋肉

ひざ痛を改善するためは、自分のひざ痛が①〜④のどれによるものなのかを見極め、それぞれの原因部位に合った「体操」を行うことが不可欠です。

ひざ痛の原因部位は一つだけのこともありますが、経過が長くなるといくつかの原因部位が重なって痛みを引き起こしていることがあります。

私のクリニックで治療を行ったひざの痛み111例を調べたところ、痛みの原因部位となっている割合は、ひざ関節86％、腰椎68％、お皿20％、筋肉14％と、ひざ関節が最も多い結果となりました。

しかし、主となる原因部位に限って調べたところ、腰椎61例（55％）、ひざ関節44例（40％）、お皿5例（5％）、筋肉0例（0％）と、腰椎が

主となる原因部位

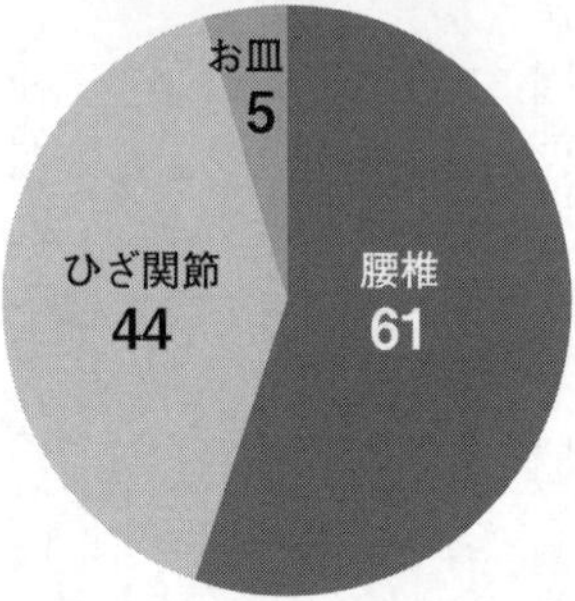

痛みを感じる部位

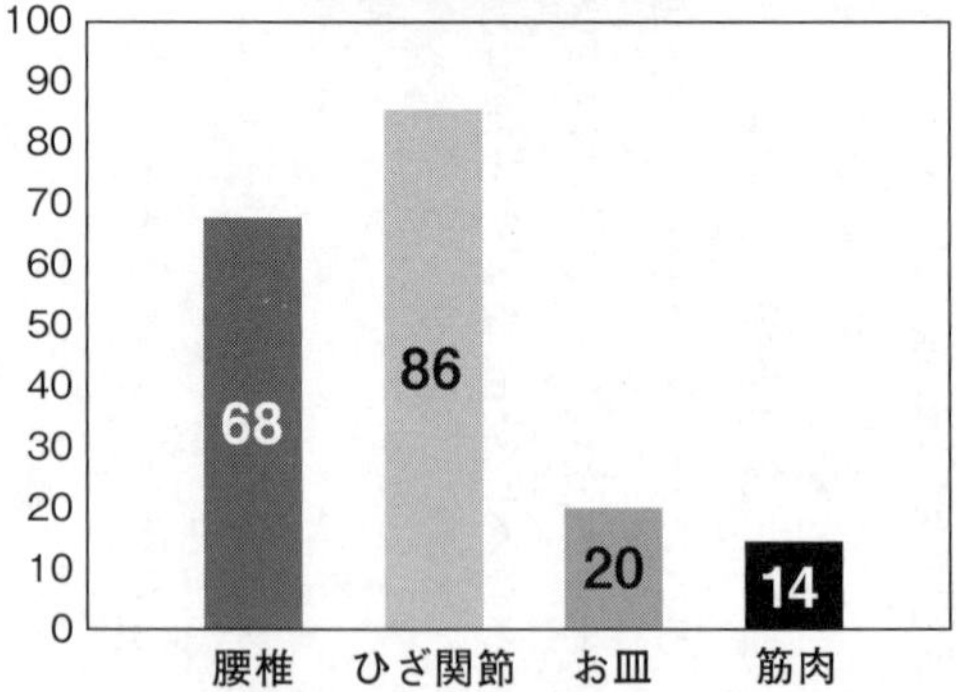

ひざ痛に大きく関わっていることが明らかになったのです。

腰椎が原因の場合

腰椎の異常が原因の神経痛で生じるひざ痛は、私のクリニックの調査では68％でしたが、主な原因部位としては最も多い55％となっていました。

腰椎の中には、脊髄が通っています。そこから左右に神経根が枝分かれしています。腰部脊柱管狭窄症や腰椎椎間板ヘルニアといった腰椎の病気によって神経根が圧迫されると、「**神経根症**」といわれる神経痛が生じます。こうした神経痛が、ひざ痛として感じられることがあるのです。

また、腰椎の椎間板のずれ、椎体の軟骨下骨の損傷、椎間関節のずれがあると、遠く離れたひざに「**関連痛**」としてひざ痛が起きることもあります。関連痛とは、神経の支配領域とは一致しない場所に出る疼痛で、重たさや鈍さなどとして感じられることもあります。関連痛が起こる原因はまだよく分かっていませんが、腰の痛みがなくても、腰椎が原因でひざ痛を感じることがあります。神経根症も関連

腰椎からの坐骨神経＋神経炎症の図

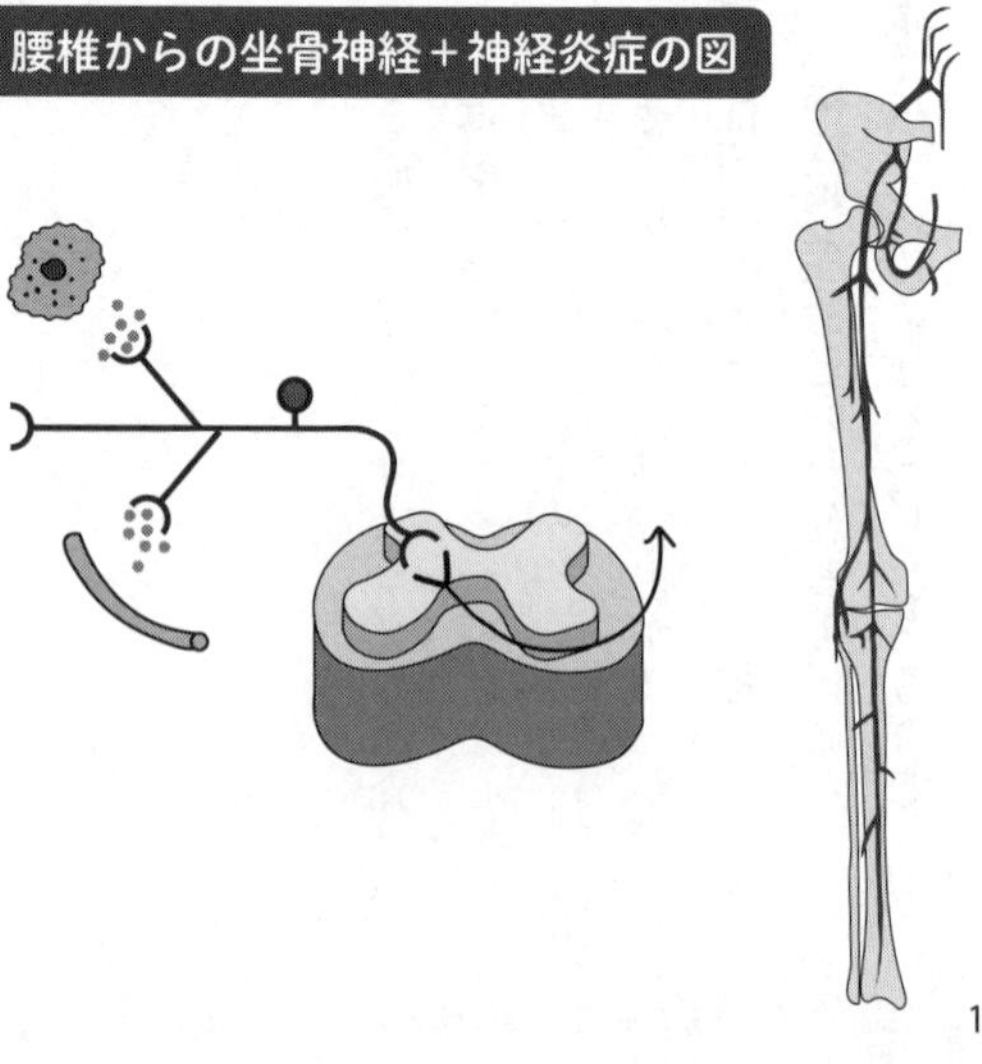

痛も、神経が痛みを出すものですが、この神経痛がひざ関節の炎症を引き起こすことがあります。興奮した神経が末梢部で「神経ペプチド」と呼ばれる物質を分泌することで組織に炎症が起き、ひざに水がたまることがあるのです。

腰から足にかけて痛みがあれば、「腰からの神経痛が原因」だと分かりやすいのですが、腰にまったく痛みがないのにひざだけに痛みがあることもあり、その場合、症状や画像だけでは診断が非常に難しいのです。ましてや、水がたまっていたりするとひざ関節に問題があると考えてしまいます。

ひざ痛の患者さんで、ひざに水はたまっているものの、ひざ関節のレントゲンやＭＲＩには異常が見られないケースがあります。そういった原因不明のひざ痛に腰椎の治療を行うと、ひざの痛みが改善するのと同時に、ひざの腫れがひいて動きが良くなることがあります。このような治療経験から、腰椎からの神経痛がひざの痛みを引き起こし、さらにはひざ関節の炎症の原因にもなっていることが考えられます。

ひざの痛みが太ももからひざにかけてあれば、腰椎からの痛みの可能性が高いと判断できます。また、しびれを伴うひざの痛みでも、腰椎からの神経痛の可能性が高いと判断できます。しかし、ひざにだけある痛みで、しびれを伴っていなくても、腰椎からの神経痛の可能性は否定できません。

ひざだけの痛み

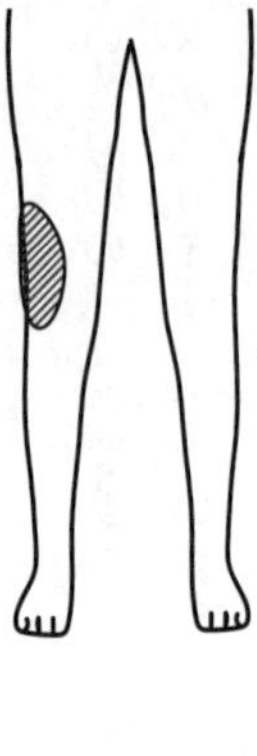

太ももからひざにかけての痛み

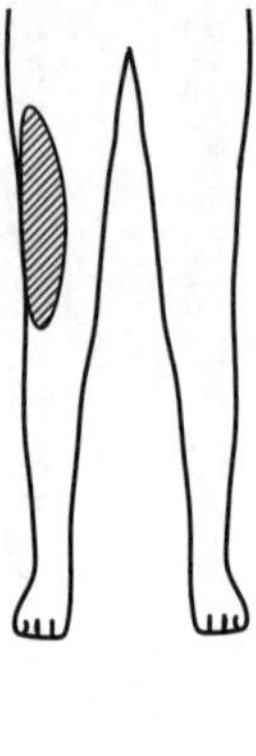

ひざ関節が原因の場合

ひざ関節の異常が原因のひざ痛で、私のクリニックの調査では、最も多い86％の人で痛みの原因部位になっていましたが、主な原因部位としては腰椎より少ない40％でした。ひざ関節を包む関節包のゆがみや炎症、または軟骨がすり減って骨が傷むことによって生じるひざ痛です。

関節包には神経が通っているので、関節包がゆがむとすぐに痛みを感じます。関節内に炎症を起こすと関節包が刺激され、安静時でも痛みを感じるようになります。繰り返し炎症が起こることで関節包が拘縮すれば、ちょっとしたことでも関節包は傷つきやすくなり、悪化するとひざ関節の可動範囲が制限されてしまうこともあります。

関節包のゆがみを悪化させる方向にひざ関節を動かすと痛みが強くなり、ゆがみを改善させる方向にひざ関節を動かすと痛みは軽くなります。

関節包のゆがみによる痛みは、ゆがみを修正すれば徐々に収まってきます。ただし、安静時でも痛みを感じるときは、しばらく安静にした方が安全です。

関節の軟骨には神経がないため、表面の損傷だけでは痛みを感じま

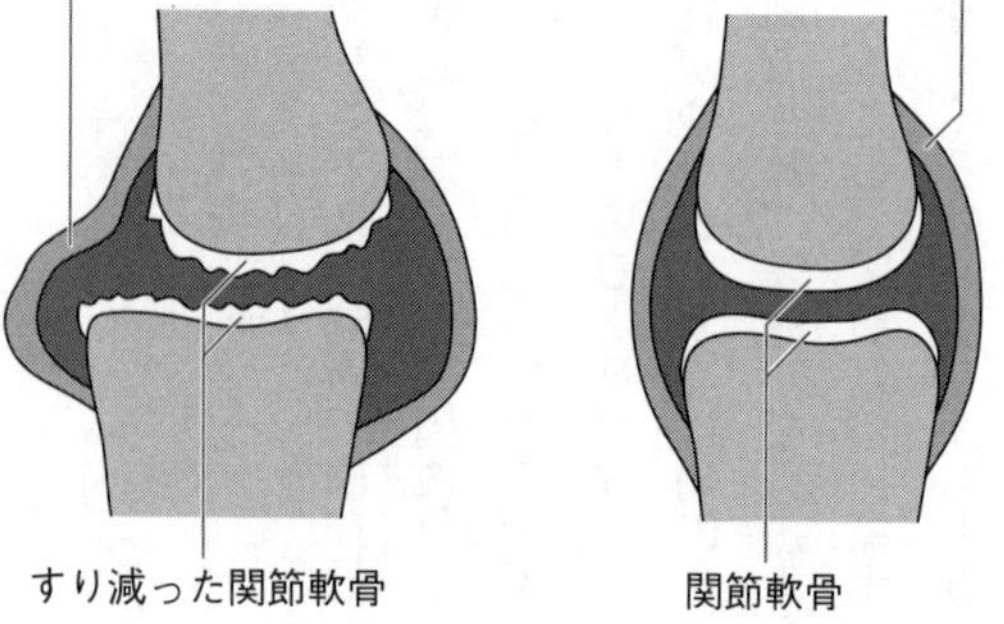

せん。しかし、すり減った軟骨の破片が滑膜を刺激するとひざ関節に炎症が起こり、ひざ痛の原因になります。

また、軟骨の損傷が進んで軟骨の下の骨（軟骨下骨）が傷つくと痛みでひざ関節の可動範囲が強く制限され曲げ伸ばししづらくなります。

軟骨組織の損傷による痛みの場合、体操ですぐに良くなることはありません。適切にミルキングを起こせる小さな動きを長時間行うことで、関節液からの栄養を行き渡らせ、関節軟骨の修復を待つ必要があります。

ひざのお皿が原因の場合

お皿の関節・膝蓋大腿関節の異常によるひざ痛で、ひざの前面に痛みを感じることが多く、ひざを動かしたときに「コリコリ」と音がすることもあります。

このタイプのひざ痛は、「**お皿が片寄って動く**」ために起こると考えられます。お皿の周りの関節包・筋・腱には神経が通っていますから、そこにゆがみが生じると痛みを感じます。お皿の動きの片寄りが長期間続くと、膝蓋大腿関節の関節軟骨がすり減って膝蓋大腿関節症になります。

お皿の片寄りを悪化させる方向に動かすと痛みが強くなり、片寄りを改善させる方向に動かすと痛

ひざを上から見た図

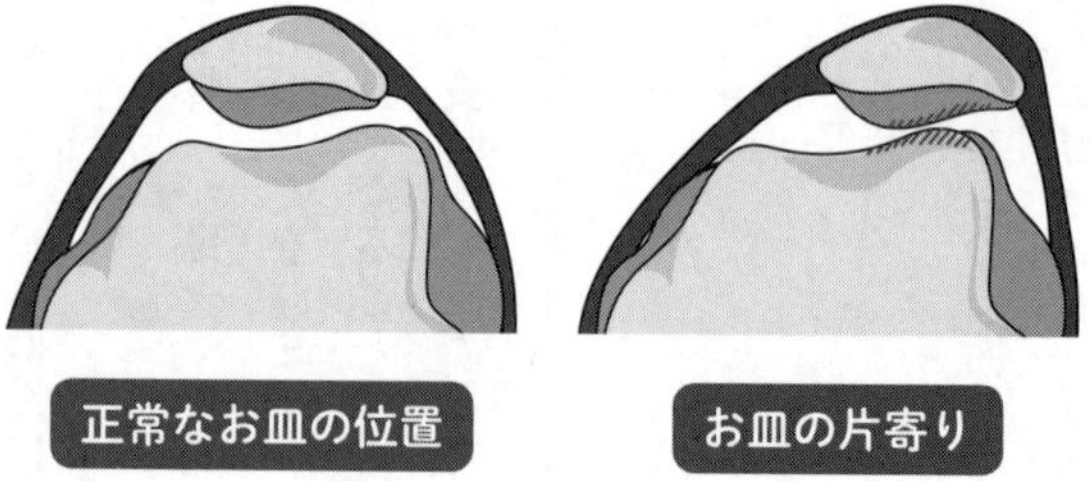

みは軽くなります。

お皿のゆがみによる痛みは、ゆがみを修正していくと徐々に炎症も収まってきます。

膝蓋大腿関節の関節軟骨がすり減った膝蓋大腿関節症になっているときは、体操ではなく、適切にミルキングを起こせる小さな動きを長時間行うことで、関節液からの栄養を行き渡らせ、関節軟骨の修復を待ちましょう。

筋肉が原因の場合

筋肉の異常が原因のひざ痛で、私のクリニックの調査では、14％の人で痛みの原因部位になっていましたが、主な原因部位となった人はいませんでした。筋肉はひざ痛の根本的な原因ではないのですが、筋肉の治療を行わないとひざ痛がなかなか良くならないことがあります。

理由は、ひざ関節に異常が起きると、関節を保護するために筋肉が緊張します。これを「**防御性収縮**」といい、それ自体は好ましい反応なのですが、筋肉の緊張が長期間続くと、痙縮（スパズム）という、筋肉が常に収縮する状態になってしまい、しだいに筋肉そのものが傷み、ひざの痛みの原因となるのです。

筋肉のスパズムを低下させれば痛みは軽くなりますが、ひざ関節の異常が残っていれば、筋肉はひざ関節を守ろうとしてまたスパズムを起こします。マッサージで痛みが軽くなってもその効果は一時的で、次の日には痛みが元に戻っているというのは、これが原因です。

筋肉の治療は単独では効果が弱いため、ひざ関節や腰椎、お皿への治療と合わせて行います。

スパズム

（筋線維が常に収縮している状態）

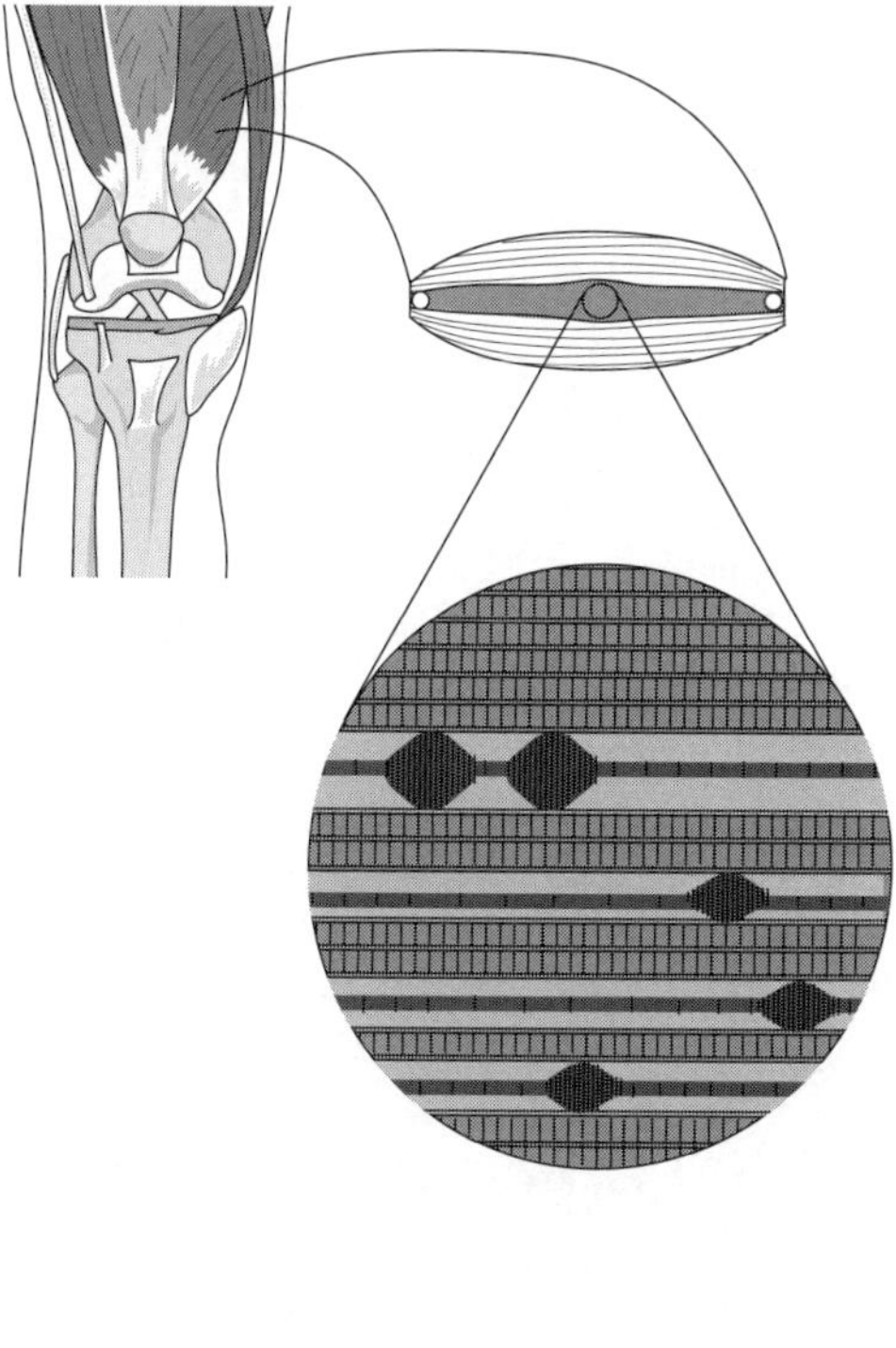

PART

4

一生
痛まないひざが
手に入る
生活習慣

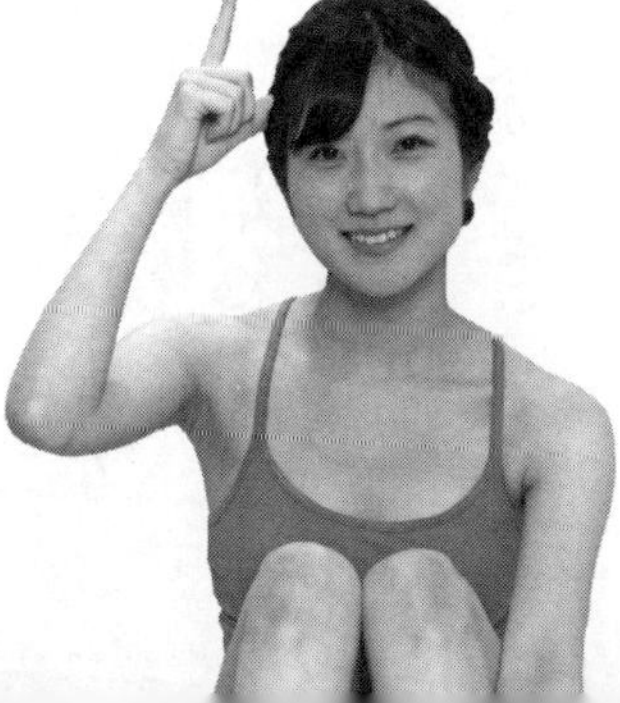

ひざ痛のタイプで異なる姿勢改善法

再発や悪化を防ぐためにも、ひざ痛が改善したあとも、正しい姿勢と動作を心がけましょう。「正しい姿勢」とひと言でいっても、やみくもに背すじを伸ばせばいいというものではありません。

姿勢の改善は、腰椎型やひざ関節型のタイプによって、それぞれ異なります。また、お皿型や筋肉型の場合は、ここで説明する姿勢の中で、いずれか楽だと感じる姿勢や動作を行います。

腰椎型ひざ痛・後屈改善型の姿勢

1

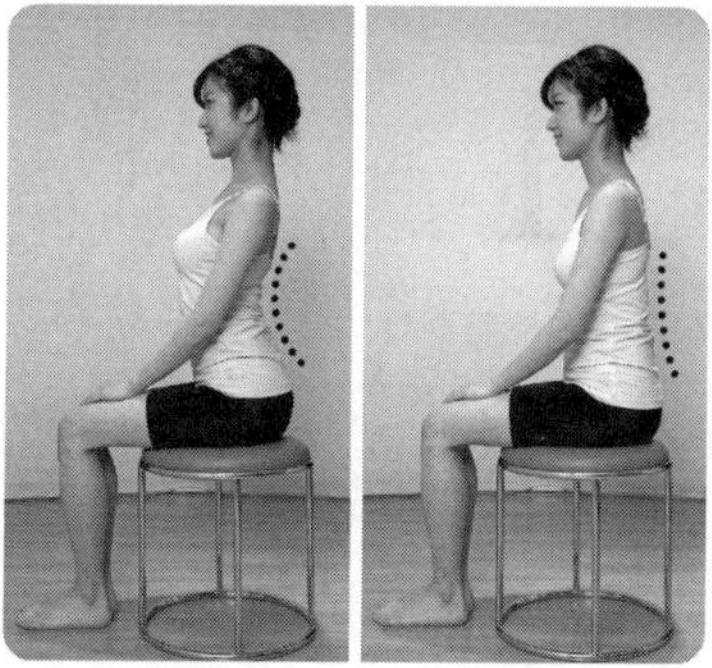

椅子に深く腰かけ、背骨一つ一つの動きを意識しながら背すじをゆっくりと伸ばし、胸を斜め上に突き上げて腰を反らす

2

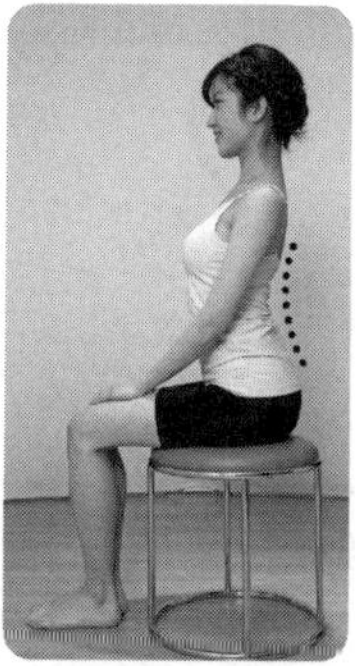

背骨の動きを意識しながら、ゆっくりと背中をゆるめ、体が安定する姿勢で止める

腰椎型ひざ痛・前屈改善型の姿勢

1

椅子に浅く腰かけ、背骨一つ一つの動きを意識しながら、背すじをゆっくり曲げ、できるだけ背中を丸めて猫背になる

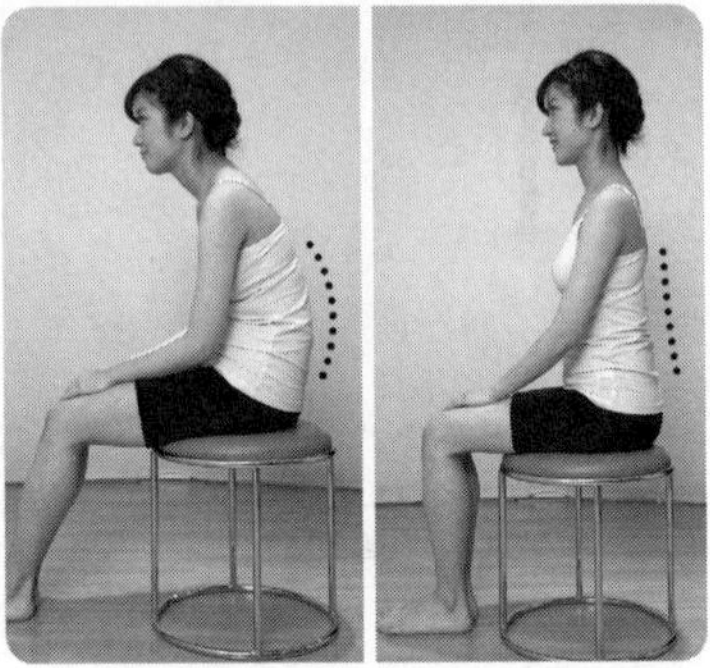

2

背骨の動きを意識しながら、痛みが出ないところまで背すじを伸ばしていき、体が安定する姿勢で止める

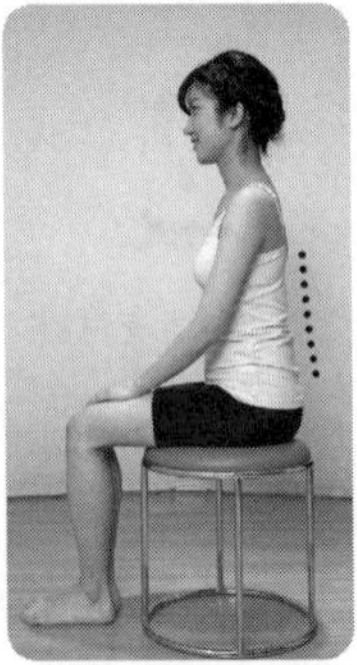

ひざ関節型ひざ痛・伸展改善型の姿勢

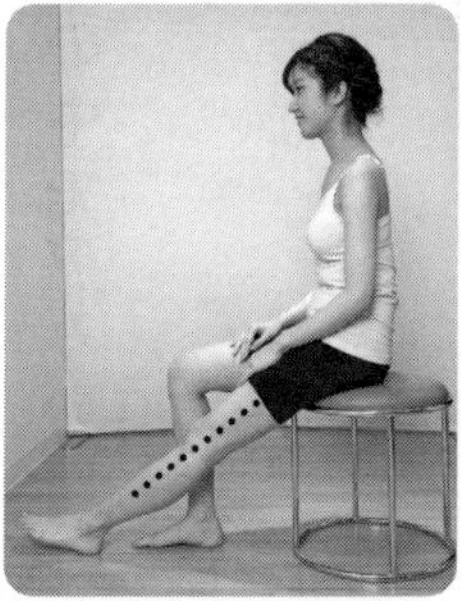

椅子に腰かけ、痛い方の
ひざ関節を伸ばす

ひざ関節型ひざ痛・屈曲改善型の姿勢

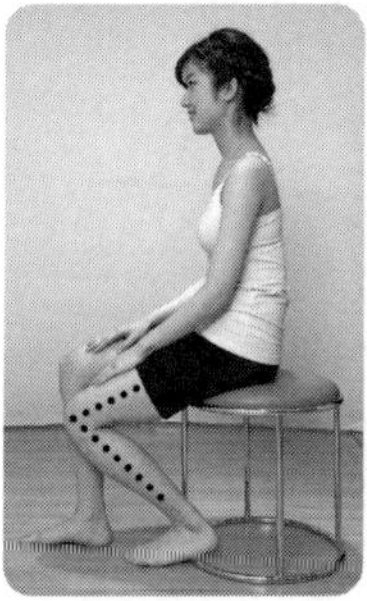

椅子に腰かけ、痛いほう
のひざ関節を曲げる

生活の中で痛みを指針として利用する

ひざに理想的な、日常の動作とはどのようなものでしょうか。最も「信用できる」指標になるのは、やはり痛みです。痛みナビ体操は、ひざの痛みをナビゲーションとして適切な体操を見つけていくものですが、これと同じ理屈で、適切な日常動作も見つけることができるのです。

そもそも、痛みとは体からのアラーム。体に異常が起こっていることを知らせてくれているのです。痛みを感じないと、体に重大な問題が起こっていても、致命的になるまで分かりません。

たとえば、重症の糖尿病では、足の神経が麻痺して痛みを感じなくなる「糖尿病性神経障害」になることがあります。こうなってしまうと、靴ずれにも気づかず、最悪の場合、壊疽《えそ》と呼ばれる足が腐った状態になり、切断するしかなくなってしまいます。

痛みを感じたら、それを「情報」として受け取ってください。その痛みを指針に、どうやって問題の改善に役立てるかが大切なのです。

痛みは誰でもいやなものですが、自分の体を知る大事なシグナルと考えることで、少し違った捉え方ができるようになってきます。ここが、薬や注射で痛みを抑える対症療法的な治療法と180度異なる点です。

もちろん、痛みが激しく日常生活に支障が出る場合には、一時的に痛み止めを飲んでも大丈夫です。でも、薬は徐々に減らしていくべきです。

痛み止めを3年間服用すると、服用していない人よりも軟骨の量が減少するというデータもあります。薬でむりやり痛みを抑えてひざ関節に負担がかかれば、逆に関節の破壊が進んでしまうので、痛み止めは最小限にしておきましょう。

痛みの改善には日記が効果的

ひざ痛に関して適切な動作について、決まったものはありません。その人の痛みと、日常生活の関係を分析し、判断していきます。

そのため、私のクリニックでは、ひざ痛と動作を記録した「**痛み改善日記**」を活用しています。これはひざ痛だけではなく、脊柱管狭窄症や神経根症など、体の痛み全般を運動療法で改善するための記録です。

「今日は朝からひざの痛みがつらい」と感じたときは、昨日どんなことをしたかを日記で振り返ってみます。

たとえば、ウォーキングをすると翌日決まって痛みが強くなっているようであれば、ウォーキングがひざに負担をかけていると考えられます。運動をしている最中に痛みがなくても、その後に痛むようなら、その運動は避けてください。

もし、雨の日にいつも痛みが増すのであれば、気圧の影響で神経が過敏になり、痛みが発生していると判断できます。

次ページの要点を入れ込んで、ぜひご自身で痛み改善日記を作成してみてください。きっとか「書いておいてよかった」と思えるはずです。

① 日付

どの日に痛みが強まったかだけでなく、週・月単位で痛みを追っていくのも役立ちます。

② 痛みの程度

痛みを0～10で設定し、どのレベルの痛みがあったかを11段階で表します。

③ 体操の時間と頻度

体操をこまめにできた日と、忙しくてほとんどできなかった日で、どのくらい痛みが違うのかを見てみるといいでしょう。

④ 姿勢

忙しくても姿勢の改善ならいつでもどこでもできますので、姿勢の大切さに気づくことに役立ちます。

⑤ 気づいたこと

「どのような日常動作が痛みに影響しているか」に気づくと、どのようにして日常を過ごすべきかが見えてきます。

痛みにばかり気をとられるのも良くありませんが、痛みを避けてばかりいても根本的な解決にはなりません。痛み改善日記は、痛みに向き合って痛みを改善する行動に目を向ける方法です。だからこそ「痛み日記」ではなく、「痛み改善日記」なのです。

痛み改善日記（　　月）

氏名

日	曜日	痛みの強さ 痛くない ⇔ 最悪の痛み											体操・ゆらしを行った時間帯コメント ○：10回くらい　△：5回くらい　……：ゆらし	姿勢 ○/△/×	コメント 行動、歩行、痛みの出方など
		0	1	2	3	4	5	6	7	8	9	#			
例	金				○								6 7 8 9 10 11 12 13 14 15 16 17 18 19 20 21 22 23 ○（8）　……△（13）　……○（20）	△	1時間歩いたらひざが痛くなった
1													6 7 8 9 10 11 12 13 14 15 16 17 18 19 20 21 22 23		
2													6 7 8 9 10 11 12 13 14 15 16 17 18 19 20 21 22 23		
3													6 7 8 9 10 11 12 13 14 15 16 17 18 19 20 21 22 23		
4													6 7 8 9 10 11 12 13 14 15 16 17 18 19 20 21 22 23		
5													6 7 8 9 10 11 12 13 14 15 16 17 18 19 20 21 22 23		
6													6 7 8 9 10 11 12 13 14 15 16 17 18 19 20 21 22 23		
7													6 7 8 9 10 11 12 13 14 15 16 17 18 19 20 21 22 23		
8													6 7 8 9 10 11 12 13 14 15 16 17 18 19 20 21 22 23		
9													6 7 8 9 10 11 12 13 14 15 16 17 18 19 20 21 22 23		
10													6 7 8 9 10 11 12 13 14 15 16 17 18 19 20 21 22 23		
11													6 7 8 9 10 11 12 13 14 15 16 17 18 19 20 21 22 23		
12													6 7 8 9 10 11 12 13 14 15 16 17 18 19 20 21 22 23		
13													6 7 8 9 10 11 12 13 14 15 16 17 18 19 20 21 22 23		
14													6 7 8 9 10 11 12 13 14 15 16 17 18 19 20 21 22 23		
15													6 7 8 9 10 11 12 13 14 15 16 17 18 19 20 21 22 23		

スポーツは痛みのない範囲で

スポーツをやりすぎると、ひざ痛になる危険が高まります。アスリートと呼ばれるハイレベルの競技者は、ひざ痛の割合が多いというデータもありますから、激しいスポーツはおすすめできません。しかし、痛みのない範囲であれば、むしろ関節軟骨への適度な刺激がNF-κB（エヌエフ・カッパー・ビー）を介して関節の炎症を抑え、痛みを和らげる効果が期待できます。しかし、どの程度までやっても大丈夫かは、あくまでも自分の痛みが指標となりますので注意が必要です。

おすすめは杖を用いたウォーキングです。1本杖であれば、痛くない側に杖を持って歩きます。杖を前に出すのと同時に痛い側の足を前に出して、体重を杖と痛い側の足に分散させます。

2本のストックを使うノルディック・ウォークは、1本杖よりもひざへの負担が減るのでおすすめです。

プールでのウォーキングは、痛みのない範囲であればかまいません。あくまでも痛みが強まらない範囲にとどめましょう。ランニングはひざへの負担が大きいのでおすすめしません。

あとはハイキングも人気があります。自然の中で歩くという楽しみもありますし、自分のペースで歩けるところがいいのでしょう。ストックを2本ついて歩けば、さらに安全にハイキングを

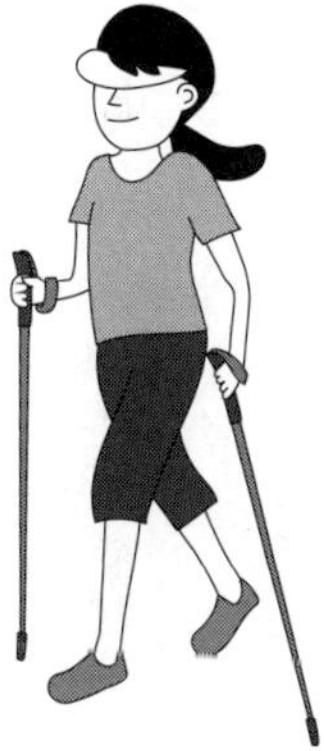

楽しむことができます。ただし、登山レベルになるとひざに負担が強くなり、かえってひざを傷めてしまう人もいるので、十分注意してください。

よく「テニスをしても大丈夫ですか?」と聞かれるのですが、瞬間的に強く踏み込む動作が多いため、あまりおすすめできません。ゴルフは痛みがなければいいですが、腰やひざを急激にひねる動作ですので、無理は禁物です。ゲートボールは体に負担がかからないので、高齢の方におすすめです。

糖質制限はひざ痛に効く

肥満(メタボ)はひざ痛の発症に明らかに関わっています。

肥満度を表すＢＭＩ（Body Mass Index）の数値が上がれば上がるほど、発症の危険性が高まるという報告もあります。ガイドラインでも、肥満のひざ痛患者には、減量が推奨されています。（推奨度96％）

私がひざ痛改善食として患者さんにすすめているのが、糖質制限食です。

糖質制限の効果は、肥満解消だけではありません。骨や軟骨

BMI（Body Mass Index：体格指数）

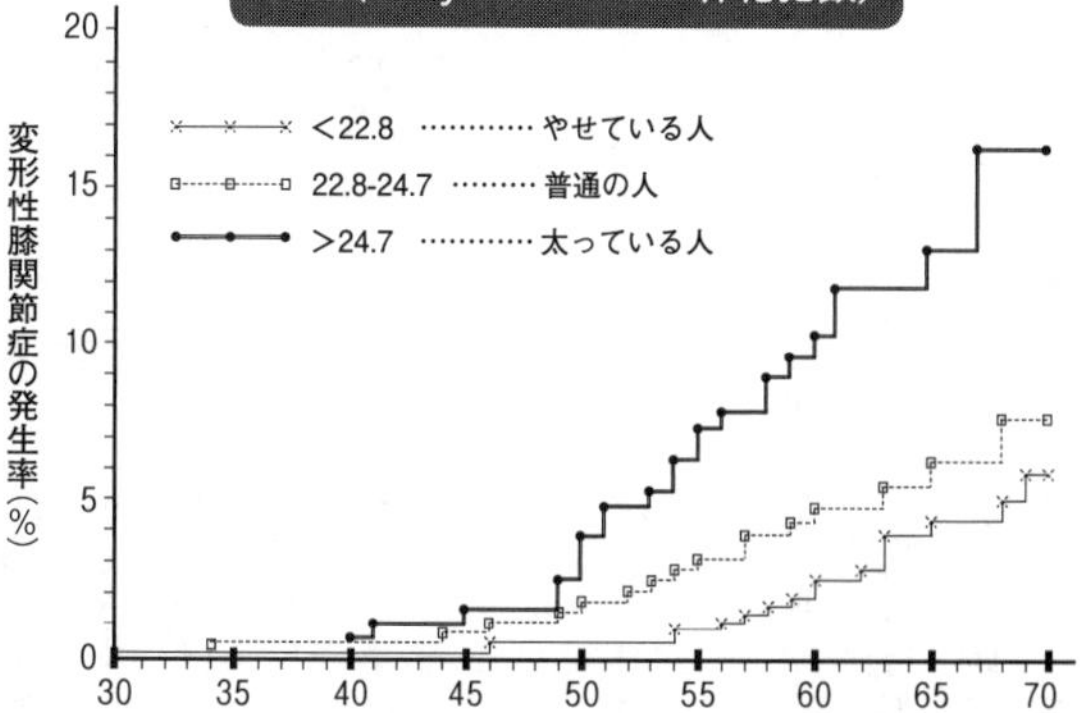

（ゲルバーら Am J Med. 1999）

といった運動器を強くする効果もあります。糖質制限は、糖尿病で血糖値を下げる治療をしている人以外ならば、誰でも始めることができます。

一般的になってきた「炭水化物を食べない」糖質制限は効果的ではあるものの、１００％炭水化物抜きの食事ではもの足りず、長続きしにくいのが難点。そこで私は、ご飯に似せた食べ物、名付けて「もどきご飯」をうまく利用する方法を考案しました。

具体的には、「卵そぼろご飯」「カリフラワーご飯」「豆腐ご飯」「エリンギご飯」などです。そぼろと豆腐はフライパンで炒めるだけ。カリフラワーとエリンギはゆでてカットするだけです。

煎り卵をきれいなそぼろ状にするポイントは、弱火でゆっくりと加熱しながら箸でかきまぜ、ほぐすことです。強火で加熱すると、卵が瞬時に固まり、大きな塊になってしまうので、固まりすぎるようなら途中で火を止め、箸で細かくかきまぜてください。卵全体がそぼろ状にほぐれたら、煎り卵のもどきご飯の完成です。

これらの食材には、糖質がほとんど含まれていません。卵や豆腐はたんぱく質や脂質、ビタミン、ミネラルなどのバランスがよく、カリフラワーやエリンギはビタミンやミネラルが豊富です。

ウナギやまぐろを乗せた「もどきご飯丼」はとてもおいしく、満足感もあります。私自身、この方法で14kgのダイエットに成功しました。


ここで、改めて糖質制限とひざ痛との関係について考えてみましょう。

糖質制限とは、主食のご飯・パン・麺類をとらず、肉・魚・卵・大豆食品・葉物野菜などからたんぱく質・脂質・ビタミン類・食物繊維などの栄養素を補う「食事療法」です。

糖質制限の効果として、主に次の3つのしくみが考えられます。

①糖化防止

糖質のとりすぎは、関節軟骨や靭帯のたんぱく質に「**糖化**」という現象を引き起こします。糖化とは、**エネルギーとして消費されず血中に余った糖がたんぱく質と結合し、細胞を劣化させる**ことです。AGE（最終糖化物質）という物質に変化し、細胞の老化に関係があるといわれています。

AGEは白髪やしわの原因になるだけでなく、軟骨や骨までも弱らせ、ひざ痛や骨粗鬆症の原因となります。

ひざ痛の患者の関節軟骨にAGEを作用させると、NF-κBが関与して炎症を引き起こすサイトカインというたんぱく質を増加させるという研究もあり、AGEもひざ痛に深く関係していることが明らかになってきました。

②軟骨の修復

糖質制限食には、炭水化物を減らす分、たんぱく質や脂質という体に必要な必須栄養素を多くとるので、体の細胞組織を強くするという効果があります。炭水化物はあくまで一過性の栄養。体づくりに必要な栄養を十分に供給することで、傷んだ軟骨や骨の修復を促すことができるのです。

③肥満解消

162ページでお話しした通り、肥満はひざ痛の危険を高めますので、BMI25以上であれば、ひざ関節の負担を軽くしなければいけません。

血中に余った糖は、体内で脂肪として蓄えられ肥満の原因となります。糖質制限によって不要な脂肪をためないことで、必要な栄養素を減らすことなく肥満を解消できます。

糖質制限のメカニズム

糖質とはブドウ糖のことなので、血糖値とは血液中のブドウ糖の値です。

つまり、糖質の多い食べ物とはブドウ糖が多く含まれている食べ物ということになります。

砂糖にはショ糖という糖類が含まれ、分解されてブドウ糖になります。果物に含まれる果糖は、直接血糖値の上昇にはつながりませんが、とりすぎると脂肪になるため、肥満の原因になります。

炭水化物は分解されると糖質と食物繊維になりますから、ほぼ糖質と考えていいでしょう。食材でいえば米、小麦粉。主食とされてきた穀類が代表的な炭水化物です。ほかにも、さつまいもやじゃがいもなど、でんぷんの多いイモ類、ごぼう、レンコンなどの根菜に糖質が多く含まれています。

糖質を摂取すると、腸から吸収されて血液中に入り、血糖値が上昇します。血糖値が高い状態が続くと人体にさまざまな悪影響を及ぼしますから、血糖値を下げるためにすい臓からインスリンというホルモンが分泌されます。インスリンによって余った血糖が脂肪に変わり、これが肥満の原因になります。

たんぱく質と脂質は糖質に比べ脂肪に変わりづらく、十分に摂取すれば余計なものを食べたいとは思わなくなります。

人間がとらなくては生きていけない必須栄養素は、次の4つです。

・たんぱく質（肉、魚、大豆、卵など）

・脂質（肉、オリーブオイル、バターなど）
・ミネラル（肉、野菜、卵など）
・ビタミン（肉、野菜、レバーなど内臓系、卵など）

そう、実は、人間は炭水化物をとらなくても生きていけるのです。不要な栄養素はなるべくとらず、必要な必須栄養素を中心にとっているほうが、人間は健康でいられるのです。

「糖質を摂取しないと低血糖になってしまうのでは」と思うかもしれませんが、動けないほど極端な低血糖状態にはなりません。なぜなら、人間の体にはアドレナリンなどの血糖値を上げるホルモンがいくつもあり、必要であれば体の中でいくらでも糖を合成できるからです。

もともと人類は、石器時代の狩猟採集生活では基本的には空腹で、タンパク質や脂質を多く食べていました。ですから、高血糖を心配する必要はなかったのです。常に糖質をとるようになったのは農耕を始めてからです。

人間の体内で作れる血糖を下げるホルモンはインスリンしかないのに対し、血糖値を上げるホルモンは、アドレナリンや糖質コルチコイド、ノルアドレナリン、成長ホルモンなどたくさんあるのがその証拠です。

よく「糖は脳の唯一の栄養」といわれますが、これは誤りです。脳の神経細胞は、糖以外にも脂肪

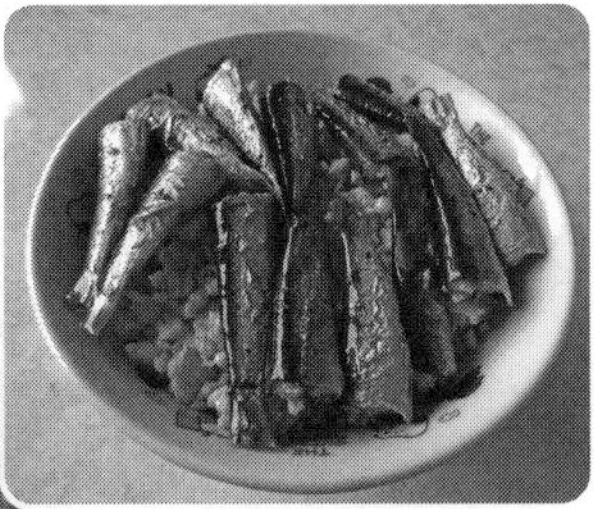

いわし卵そぼろ丼

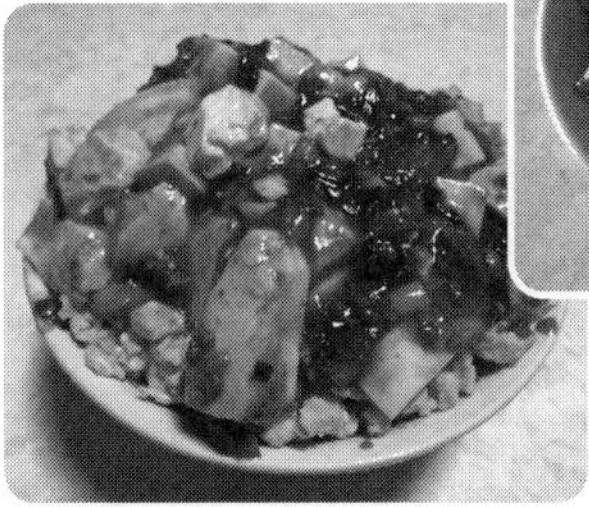

麻婆豆腐卵そぼろ丼

が燃焼してできる「ケトン体」も栄養素として利用でき、糖よりもケトン体のほうが、脳に適した栄養素といわれているのです。

　ちなみに、糖が唯一の栄養素である組織として赤血球がありますが、赤血球に必要な糖は、わざわざ食事でとらなくても、「糖新生」と呼ばれるメカニズムにより、たんぱく質などからつくり出すことができるのです。

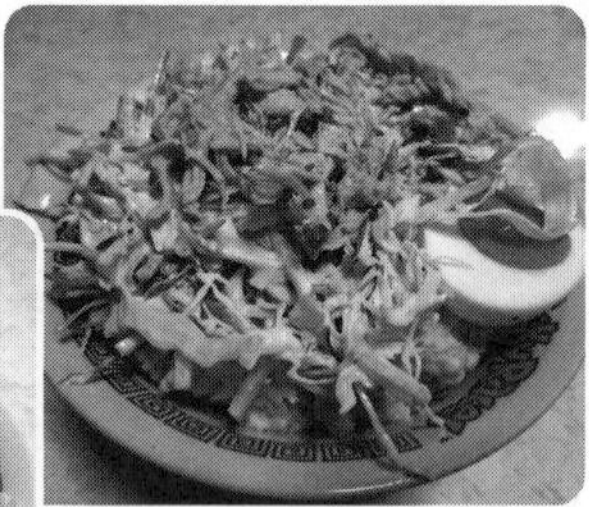

ツナサラダ卵そぼろ丼

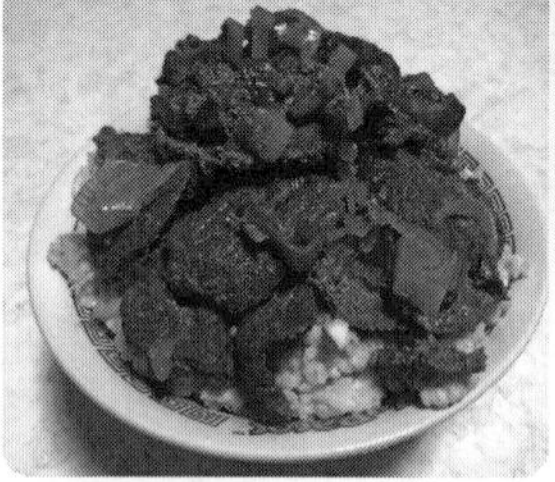

牛ねぎ卵そぼろ丼

公開！　私の糖質制限生活

ここで、現在の私の食生活をご紹介しましょう。

現在、私は基本的に一日一食です。朝はお茶または水、コーヒーなどです。お昼も何も食べません。そのおかげで時間が節約でき、食後の眠気もないので、仕事がとてもはかどります。

その代わり、夕食で一日分まとめて食べています。

好物のすき焼き（割り下には砂糖を入れない）などは平気で二〜三人前は食べますし、卵も一回に10個くらい食べています。

ちなみに、カロリーはまったく気にしていません。糖質制限を実践するとともに必要な栄養素さえ足りていれば、カロリーを気にする必要はないのです。

■一日一回は満足するまで食べる

よく「腹八分目」といいますが、ある程度満腹感がある方が、食事療法は長続きします。

一日に一回は食欲を満足させるようにしましょう。ほとんどの人は、食欲のコントロールに伴うストレスで暴飲暴食してしまうからです。

お腹いっぱいになるまで食べても、糖質をとらなければ太ることはありません。それに、卵や肉、魚といったたんぱく質と脂肪が中心の食べ物は、炭水化物と違い、そんなに大量に食べられるものではありません。

タンパク質をとると、小腸から「GLP-1」「ペプチドYY」と呼ばれる消化管ホルモンが分泌され、脳の満腹中枢を刺激します。脂肪をとると、小腸から「GIP」と呼ばれるホルモンが分泌され、胃のぜん動運動を抑え、満腹にする作用があります。

■空腹感を楽しむ

一般的に「空腹感＝体によくない」と思われがちですが、実は空腹が体に悪影響を与えるということはまったくありません。

痛みは体に危害が及んでいることを教えてくれる警告信号ですが、空腹感は痛みとは違い危険信号ではないのです。

「お腹がすいたな」と感じたときは、「いま、脂肪が燃焼しているときだ」と思い、空腹感を楽しむという「**意識の転換**」を行うようにしましょう。

PART 5

ズバリ回答！ひざ痛Q＆A

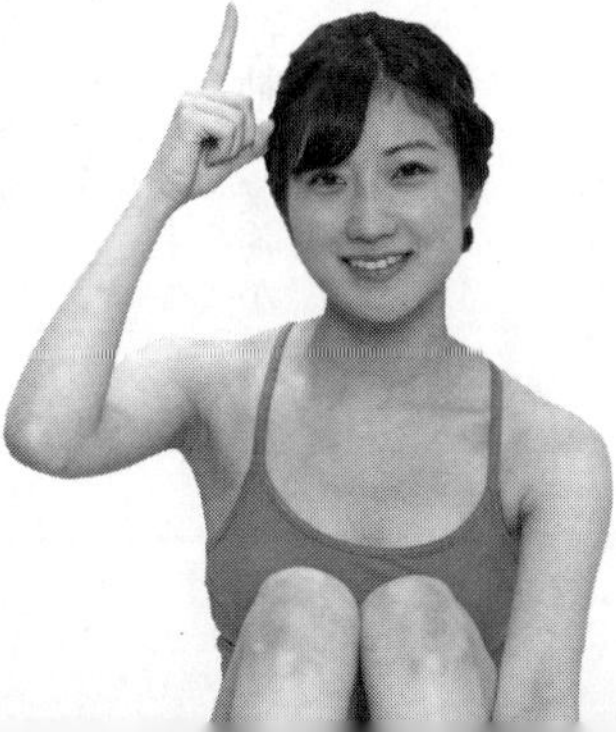

Q インソールはひざ痛に効果がありますか？

A O脚でひざの内側に痛みが出る「内側型」ひざ痛や、X脚でひざの外側に痛みが出る「外側型」ひざ痛に効果があります。

ガイドラインでも、インソールが痛みを緩和し、歩行運動の改善が得られるとされています。（推奨度76％）

「内側型」ひざ痛と「外側型」ひざ痛では、インソールの作り方が異なるので注意してください。

O脚になると体重がひざの内側にかかるため内側の軟骨がすり減り、痛みが出ます。ひざとは逆に足裏の重心は外側にかかっているので、この重心のズレを矯正し、ひざの内側にかかる負担を減らすことがインソールの目的です。

そこで、内側型ひざ痛には、インソールの外側を高くしてO脚を矯正する方向にはたらく外側ウェッジ（くさび）のついたインソールを使います。

反対に、X脚になると体重がひざの外側にかかるため外側の軟骨がすり減り、痛みが出ます。ひざとは逆に足裏では重心が内側にかかっているため、インソールによりこの重心のズレを矯正して、ひざの外側にかかる負担を軽くします。

そこで、外側型ひざ痛には、インソールの内側を高くしてX脚を矯正する内側ウェッジのついたインソールを使います。

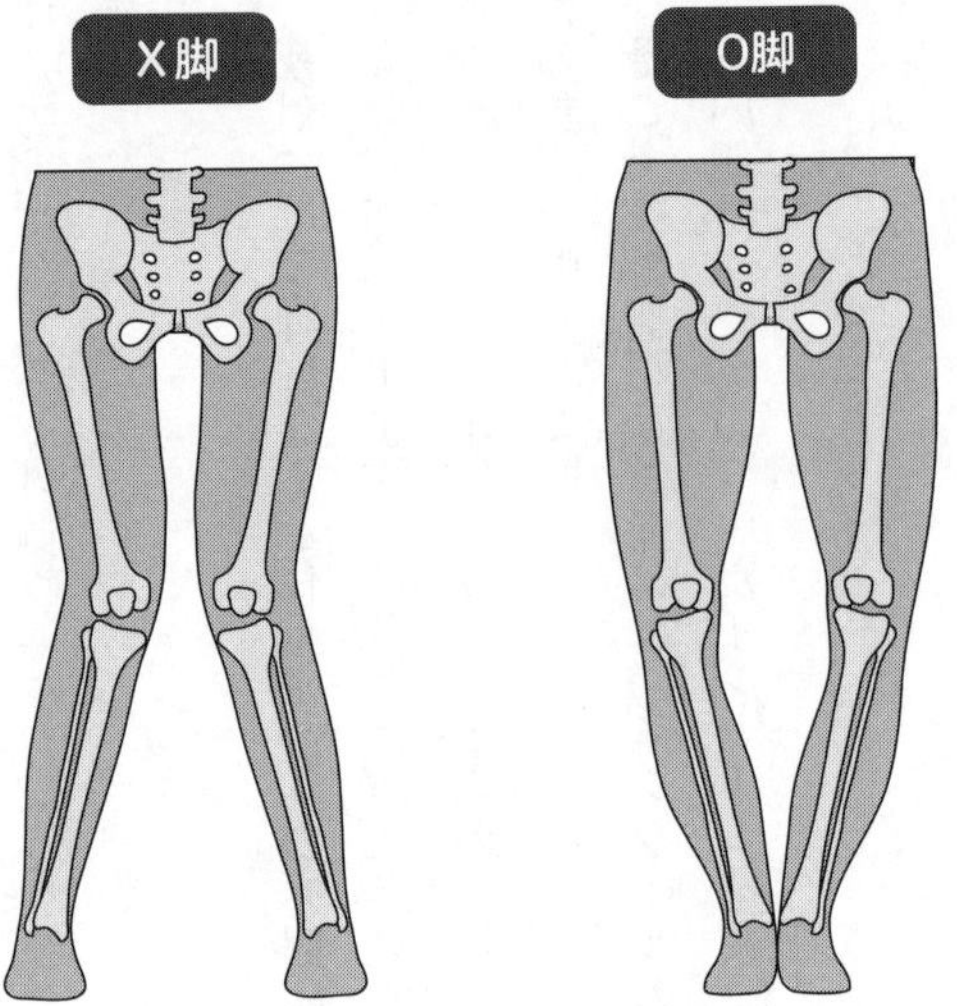

両足をかかと側から見た図

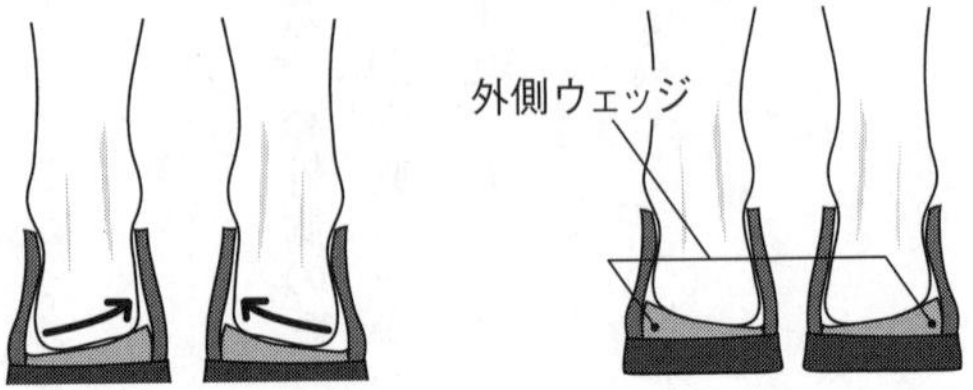

インソールの内側を高くする　インソールの外側を高くする

Q 靴はどのようなものを選べばよいですか？

A 「ヒールカウンター」という、靴のかかとにしっかり芯の入っている靴を選んでください。

靴の選び方は、かかと部分をつまんでみれば分かります。指でつまんで簡単につぶれてしまうようではかかとを支えることはできませんから、指でつまんでもビクともしないくらいのヒールカウンターがある靴を選んでください。

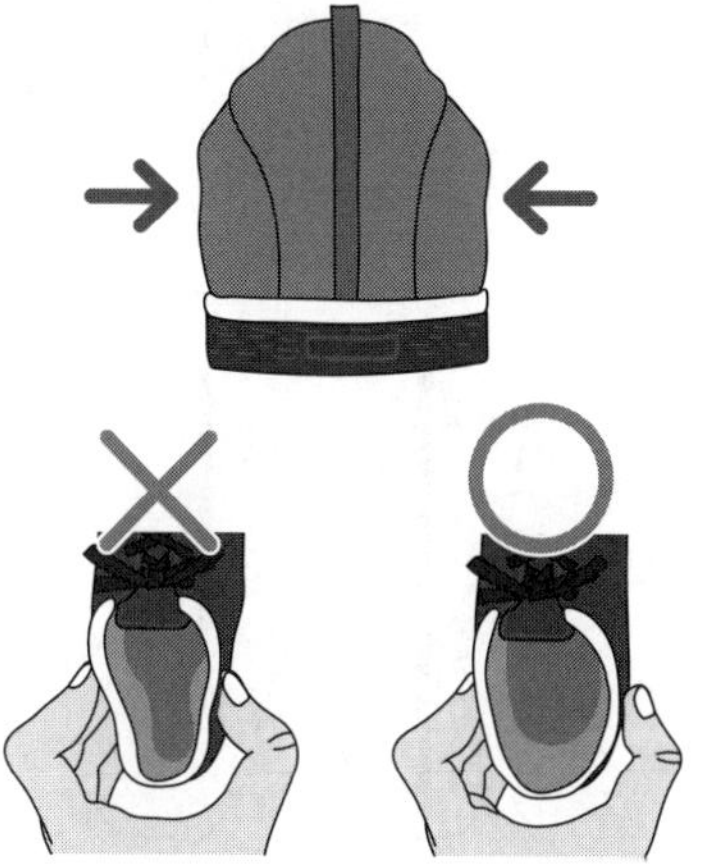

Ｏ脚の人は重心が足裏の外側（小指側）にかかっているのですが、足が重心のずれに耐え切れず、後脛骨筋《こうけいこつきん》という筋肉が傷み、伸びてしまう機能不全により、かかとが内側に倒れこむ「外反扁平足」になっていることがあります。

その状態で外側ウェッジのついたインソールを履くと、外反扁平足がさらに悪化し、足に痛みが出てしまうことがあります。このような時には、まず、ヒールカウンターのしっかりした靴に、内側縦アーチのついたインソールを入れて外反扁平足を矯正し、その上で靴のアウトソールに外側ウェッジを付けることで、Ｏ脚の重心のズレを矯正することができます。

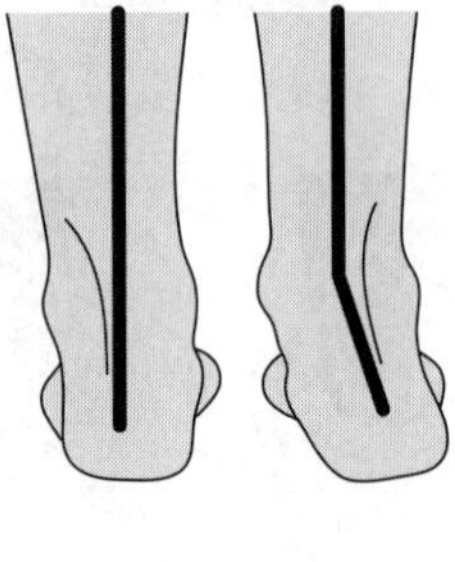

Q ひざのサポーターはずっと付けていても大丈夫ですか？

A 基本的には、付けていて楽であればずっと付けていてかまいません。

「サポーターを付けていると筋力が弱くなるのでは？」と心配する人がいますが、心配ご無用、そんなデータは見たことがありません。また、O脚やX脚を伴わないひざ痛や、痛みの位置が一定しない場合には、サポーターを作る必要はありません。

ガイドラインでも、内反または外反がみられるひざ痛において、変形を矯正する硬性膝装具は痛みを緩和し、安定性を改善し、転倒を予防するとされています。（推奨度76％）

しかし、その大きさと重量感から、硬性装具はなかなか装着し続けることが難しいことが多いようです。軟性装具のほうが、薄くて軽いために付けやすいのですが、その効果については、はっきりしていません。いずれにしろ、付けていて楽であれば、付ける価値はあると思います。

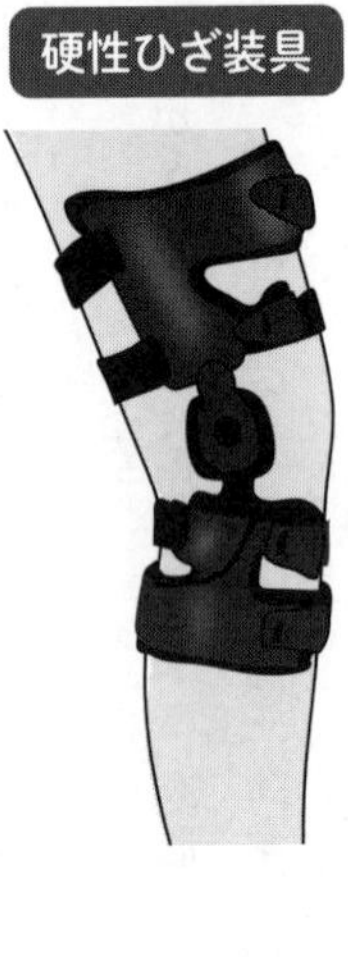

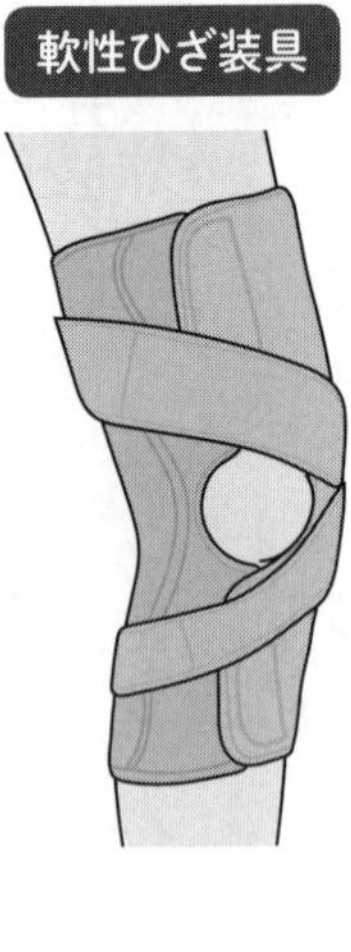

Q ひざを冷やすのと温めるのでは、どちらがいいですか？

A 楽になるのであれば、温めても冷やしてもどちらでも構いません。

一般的には、腫れて熱を持っているときには冷やし、腫れや熱が引いたら温めるのが良いとされています。いずれにしろ、痛みが根本的に治るわけではありませんから、一時しのぎの治療法と考えてください。

温熱療法には、ホット・パック、ジアテルミー、温水浴などがあり、冷却療法には、椅子マッサージがあります。

ガイドラインでは、温熱療法の治療効果は明らかではなく、推奨度はインソールやサポーターより低くなっています。（推奨度64％）

Q ひざが痛くても、体操をして大丈夫ですか？

A ひざ痛が改善する体操であれば、痛くても体操をしてください。

むしろ、痛いときこそ、適切な体操を行って痛みを改善させてください。

痛みが悪くなるようであれば、その体操は適切ではないので、他の体操に変更する必要があります。どんな動きでも痛みが改善しない場合は、しばらく安静にしておくことも必要です。

また、関節軟骨型ひざ痛は、軟骨の摩耗が原因ですから、痛みはすぐには改善しません。痛みがあっても、徐々に改善することを期待して、ゆらし体操を継続しましょう。

Q ひざの水を抜くとクセになりますか？

A ひざの水の抜いても、クセになることはありません。

ただし、水を抜いただけではひざの炎症の原因はそのままですから、時間がたつとまた水がたまってしまいます。このために、水を抜くとクセになると思っている人が多いのだと思います。

私のクリニックでは水が大量にたまり、ひざの曲げ伸ばしがしづらいときにだけ抜き、その後にひざの装具や体操など、ひざの炎症を根本的に改善する治療を行います。

水を抜くのは最小限にして、ひざの機能を改善させる体操や生活習慣の指導、装具の装着といった治療をしていけば、水はたまらなくなっていきます。

Q ひざに注射をしていますが、体操をしながら続けたほうがいいですか？

A 注射を打つことで痛みが軽くなるのであれば、続けても大丈夫です。

あまり効果がないようであれば、注射にも感染という副作用がありますから、止めたほうがよいでしょう。

関節内注射には、大きく分けて2種類の薬剤があります。

一つは、ステロイド注射です。ステロイドを関節内に注射することで、短期的な痛みの軽減効果はありますが、長期の効果は明らかになっていません。ステロイドは感染や軟骨萎縮などの副作用があるため、ガイドラインでは頻繁な注射は推奨されていません。（推奨度78％）

もう一つは、ヒアルロン酸注射です。関節液の成分であるヒアルロン酸を関節内に注射し、痛みが軽くなったという報告がありますが、必ずしも軟骨の摩耗自体を予防できているわけではありません。ガイドラインでの推奨度はステロイド注射より低く（推奨度64％）なっていますが、日本では定期的に注射することがあります。

Q 筋肉は鍛えたほうがいいですか?

A 筋肉を鍛える前に、ひざの痛みをとる治療を優先してください。

ガイドラインでは、有酸素運動と大腿四頭筋の筋トレを推奨(推奨度96%)しています。多くのひざに関する本でも、ひざの筋力強化が大切と書いてあります。しかし、運動療法の強弱でひざ痛の改善に有意な差が見られなかったという研究もあり、筋肉を鍛えれば鍛えるほどひざの痛みがとれるという単純な話ではありません。むしろ、ひざが痛いのに無理をしてスクワットやランニング、ウェイトトレーニングをすると、痛みが悪化するおそれがあります。ひざ周りの筋力をつけたければ、痛みがとれてからにしましょう。

ひざの筋トレとしてよく行われている「大腿四頭筋訓練」は、筋トレと同時に、ひざ関節の伸展運動も兼ねています。このように、筋トレでひざの痛みが改善したように見えても、筋トレと関節運動のどちらがひざ痛に効果があるかどうかを判断することは難しいのです。

関節に痛みがあると筋力低下が起こる「関節原性筋抑制」という現象があり、ひざ関節に痛みがあると、ひざにうまく力を入れられなくなります。反対に、ひざ関節の関節包のゆがみや膝蓋大腿関節の動きを良くすることでひざの痛みが改善すれば、わざわざ筋トレをしなくても筋力は自然に上がってきます。

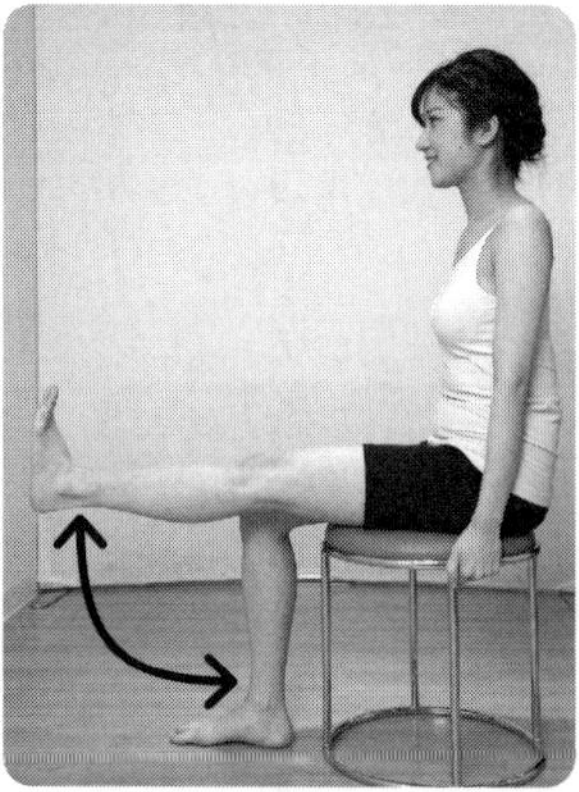

Q サプリメントは飲んだほうがいいですか？

A 無理してとる必要はありませんが、グルコサミンやコンドロイチン、Ⅱ型コラーゲンは、関節の機能維持に欠かせない成分です。

右記のような成分が関節痛を緩和するサプリメントとして販売されています。いろいろな研究がされていますが、効果ありという研究もあれば、効果なしという研究もあり、「現時点では明らかな効果は不明」というのが結論です。

ですから、サプリメントを無理にとる必要はありません。それよりも、右記の成分の原料になるのはたんぱく質なので、食事からたんぱく質を十分にとることのほうが大事です。また、コラーゲンを劣化させる原因は血糖の上昇によるＡＧＥですから、血糖値を上げる糖質を制限する糖質制限の実践が大切です。

Q ひざ関節を動かすと音がするのですが、大丈夫ですか？

A 痛みを伴わなければ、心配いりません。

ひざ関節を曲げ伸ばしすると「コリッ」「ゴリゴリ」という音がすることがあります。原因としては、傷んだ半月板が大腿骨と脛骨に挟まれることや、すり減った膝蓋大腿関節がこすれ合う音と考えられます。他の人にも聞こえるくらい大きな音がするときは、関節液に溶けている窒素が気化する「キャビテーション」という現象の可能性もあります。

いずれにしても痛みを伴う音でなければ、心配する必要はありません。体操によって関節の動きが改善すれば、音はしだいになくなっていきます。

PART

6

痛みナビ体操で人生を取り戻した人たち

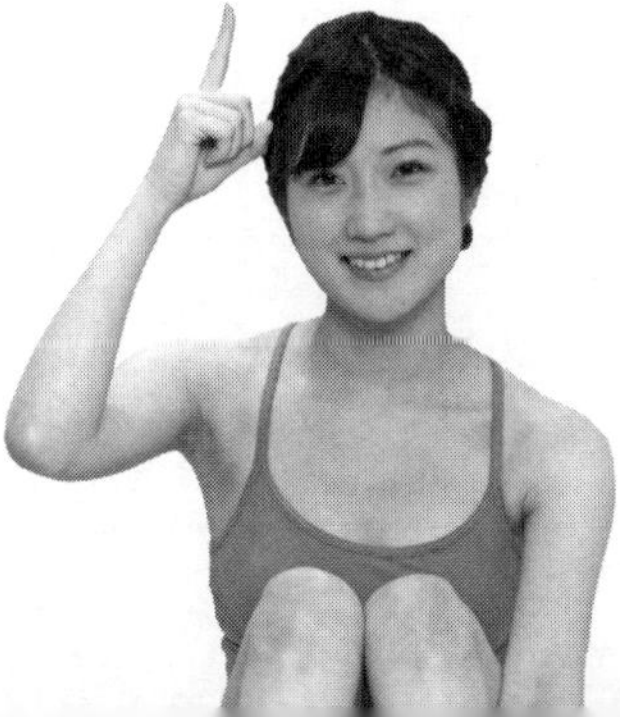

E・Sさん／94歳／男性

「簡単な動作でいつでもどこでもできるのが痛みナビ体操のいいところです」

もともと数年来腰痛を患っており、立ち座りをするときに痛んで困っていました。総合病院でリハビリを三年続けていましたが、なかなか改善せずに困っていました。そのうちひざも痛むようになり、腰とひざの二重の痛みで外出もおっくうになってしまいました。

そんなとき、テレビで銅冶先生のことを知りました。最初に通い始めた腰痛持ちの娘のすすめと、銅冶先生のお茶の水整形外科が近所だったこともあり、通ってみることにしたのです。

まず最初にレントゲンをとり、痛みナビ体操を一時間ほど教えていただきました。体操をイラストにしてもらい、自宅でも毎日朝晩10分ずつ行いました。

その結果、少しずつひざの痛みが和らいでいき、歩くのが苦ではなくなってきました。おかげで姿勢もかなりよくなったといわれます。

痛みナビ体操のいいところは、一つひとつの動作が簡単で短いので、いつでもどこでもできることです。日常生活では、とにかく「転ばない」ように気をつけています。家の中では手すり、外出時は杖を使っています。

痛みナビ体操という、本当に効果的な体操を教えていただき、銅冶先生には本当に感謝しています。院でのリハビリ中も励ましの言葉をかけていただけるのをありがたく思っていましたが、家での体操中も先生の声が響いてくるような思いです。先生のためにも、頑張って完治を目指したいと思います。

私は本当に銅治先生に教わったことを実践したまでです。ですから、読者の皆さんもこの本を信じて毎日コツコツ体操を続けてみてください。必ず効果を実感してもらえると思います。

E.Sさんの右ひざ膝蓋大腿関節

初診時のレントゲン画像

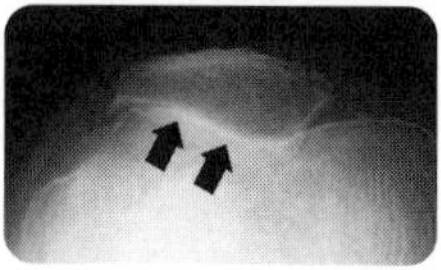

膝蓋骨と大腿骨にすき間がなくなっている

二年半後のレントゲン画像

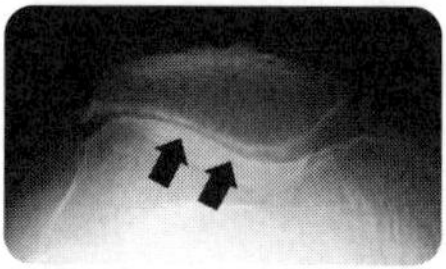

膝蓋骨と大腿骨にすき間が生まれている

E.Sさんの左ひざ正面（立位）

初診時のレントゲン画像

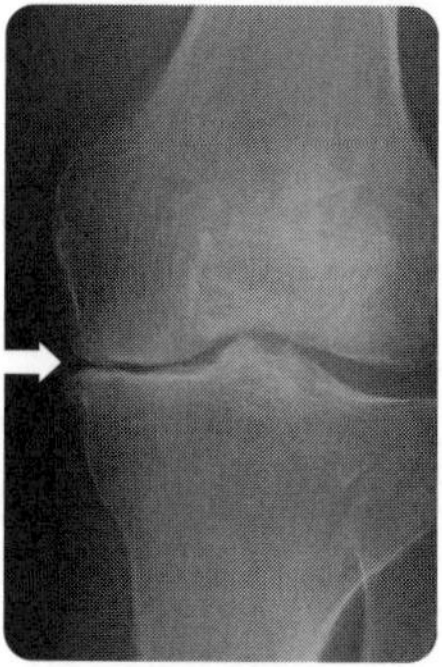

内側ひざ関節の骨と骨の間が狭くなっている

二年半後のレントゲン画像

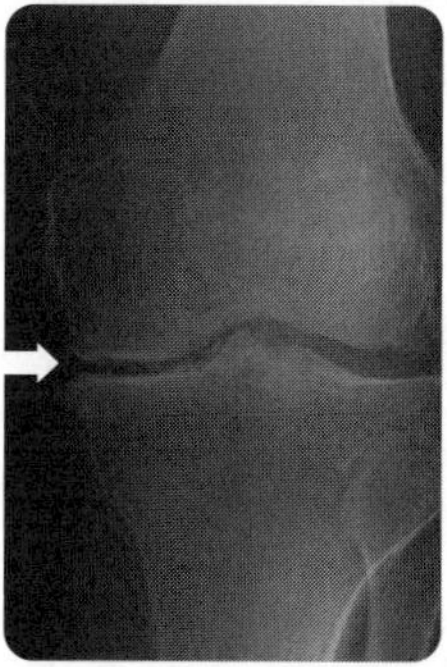

内側ひざ関節の骨と骨の間が広くなっている

K・Hさん／81歳／女性

「趣味の旅行も再開。できるようになったことを記録するのが続けるコツ」

ずっと家の商売でO脚のまま立ち仕事を続けていたせいか、30年前、50歳を過ぎた頃から足腰が弱くなり始め、主にぎっくり腰に悩まされていました。70歳を迎える頃にはそれまで一か月に一度だったぎっくり腰が一週間に一度になり、我慢の限界を超えて病院へいったところ、坐骨神経痛と診断されました。75歳を迎えたある日のこと、外出から戻るときにタクシーから降りた瞬間、左のひざに激痛が走ったのです。その日は土曜日でしたので病院が空いておらず、月曜日に病院へ行くころには左ひざはすっかり腫れあがっていました。病院ですぐに水を抜いてもらい、痛み止めのステロイドをもらって帰宅しました。しかし、一週間もするとステロイドの効果は切れ、痛みがぶり返してきます。ペインクリニックに通いましたが、いっこうに良くなりませんでした。

そんなとき、銅冶先生の医院に通っている友人から銅冶先生をすすめられ、わらにもすがる思いで通ってみることにしたのです。医院ではレントゲンとMRIを撮った後、「特発性膝関節骨壊死」と診断されました。「ああ、手術しかないのか……」と観念していたところ、先生から勧められたのは手術ではなく「体操」でした。6種類ほどの体操を教わり、自宅でも朝30分の体操を続けたところ、一週間ほどで明らかにひざの鈍痛が和らいでいることに気づきました。

「そうか、痛みは薬や手術に頼らなくても、自分で治すことができるんだ」と、受け身ではなく、自分で動いて治すことの大切さを理解することができました。体操をやると30分でも汗びっしょりになりますが、その分短い期間で効果を実感できますので、さらにやる気が出てくるのです。

体操はイラストつきでとてもやりやすかったです。テニスボールも使いながら楽しく体操を続けているうちに、痛みが忘れられるくらいに改善し、劇的に歩きやすくなりました。それまで欠かせなかった杖も手放すことができ、姿勢もよくなり、ほぼ完治したといっていいと思います。

おかげで、中断せざるを得なかった趣味の旅行や観劇も再開することができました。京都や金沢といった国内だけでなく、フランスやスペインといった海外にも問題なく行くことができ、本当に幸せです。近くのプールでの定期的なウォーキングも欠かしません。

食事も量を控えめに、好きなものを食べています。いまの目標は坐骨神経痛を完治させることです。痛みナビ体操でひざ痛が劇的に改善したことで、あきらめずにまずはやってみる、そしてやり続けることの大切さを教えてもらった気がします。私なりの続けるコツは、ウォーキングの距離を測るなど、できるようになったことを一つひとつ記録し、励みにすることです。

K.Hさんの左ひざ

初診時のMRI画像

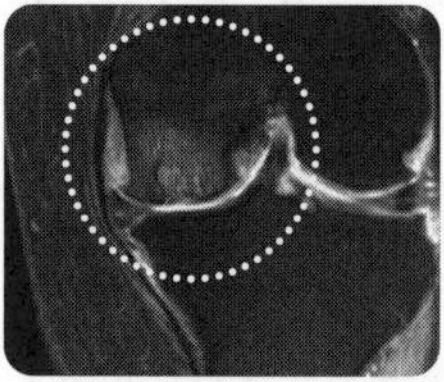

大腿骨内顆が広範囲にわたって白くなり、骨壊死のまわりに炎症を起こしている

K.Hさんの左ひざ正面（立位）

初診時のレントゲン画像

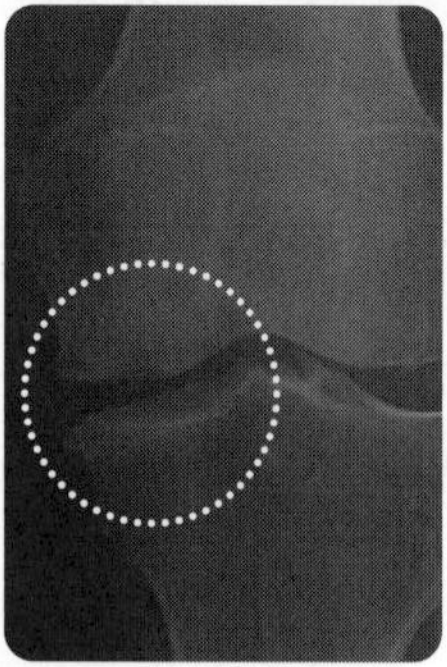

大腿骨内顆が黒くなり、骨壊死になっている

7か月後のレントゲン画像

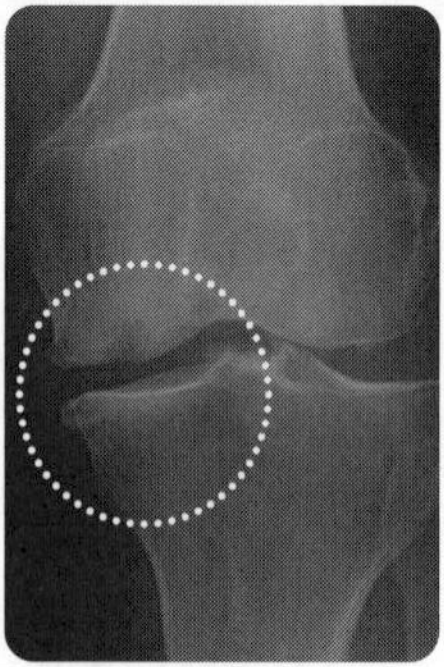

大腿骨内顆の骨壊死の周りが白くなり、骨ができ始めている

O・Sさん／72歳／女性

「昔の痛みを10とすれば、今は1。やりたいことがやれているのは、痛みナビ体操のおかげです」

ひざ痛の症状が出たのは、本当に突然でした。

四年前の5月、学生時代の友人が亡くなり、葬儀に参列できなかったため後日直接ご焼香に伺いました。焼香後、正座をしたまま旦那さんと1、2時間お話ししたのち、銀座を歩いていたら、急に両ひざにきつい痛みが走ったのです。

慌てた私は銀ブラもそこそこに、痛むひざをさすりながら帰宅し、翌日近所の整形外科に駆け込みました。レントゲンで、左のひざに変形性膝関節症があるといわれ、ひざのお皿にヒアルロン酸を注射されました。その注射を週一度ずつ、半年ほど継続しましたが、いっこうに痛みがひきませんでした。

おかげで、洗濯物を干すのに2階のベランダへ向かうのもひと苦労。夫婦での外出時も、重い荷物はすべて夫に持ってもらわなければいけませんでした。

銅治先生の存在を知ったのは、東京に住む娘のおかげです。腰痛で先生に診てもらったところ効果があったようで、「テレビで有名なのよ」といわれ、行ってみることにしました。先生にいままでの経過を話したところ、「まずはリハビリをしてみましょう」といわれましたが、おだやかで決して上から目線ではなかったので、素直に指示に従うことができました。

私の場合、腰を反らせるとひざの痛みが和らぐことが分かり、壁に両手をつき、その反動を利用して腰を反らせ、ひざを伸ばす体操を重点的に行いました。すると、その日のうちに効果が出ました。行きはやっとの思いで院にたどり着いたのが、帰る頃には驚くほど楽に歩くことができたのです。

先生にお会いする前のひざの痛みを10とすると、いまは「1」といっていいと思います。結果として、数分しか歩けなかった距離が4キロに伸びたり、青信号のうちに渡り切れなかった大通りを普通に渡れたり、寝返りが打てるようになったりと、いいことずくめです。それというのも、機械いらずでどこでも短時間でできる痛みナビ体操を一日五分3セット、毎日休むことなく続けたおかげだと思っています。

現在は立ち仕事を一日三時間、週に三回行っていますが、ひざにはとくに問題ありません。また、体操を始めた頃から朝食をスムージーに、お昼をたっぷり、夜は少なめという風に糖質少なめの食生活に変え、10キロの減量に成功したこともあり、ひざへの負担が減ったことも好調の一因だと思います。

これからの季節はハイキングや夜のウォーキングなど、やりたいことがたくさんあります。現在注射や薬だけの治療で症状が改善しない方は、ぜひこのシンプルな体操をやってみることをおすすめします。「まずは素直にやってみる」ことが改善の近道だと改めて感じています。

O.Sさんの右ひざ膝蓋大腿関節

初診時のレントゲン画像

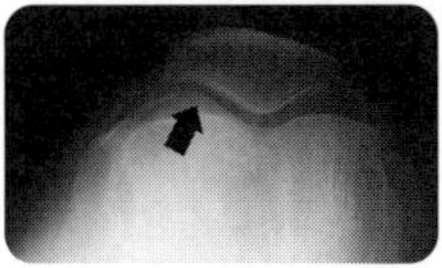
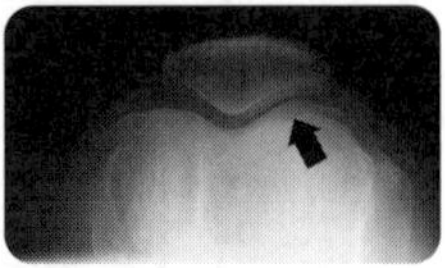

膝蓋骨と大腿骨のすき間が狭くなっている

O.Sさんの左右ひざ正面（立位）

初診時のレントゲン画像

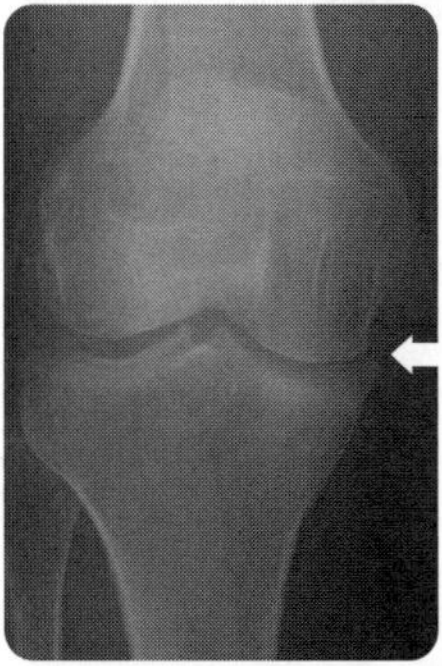
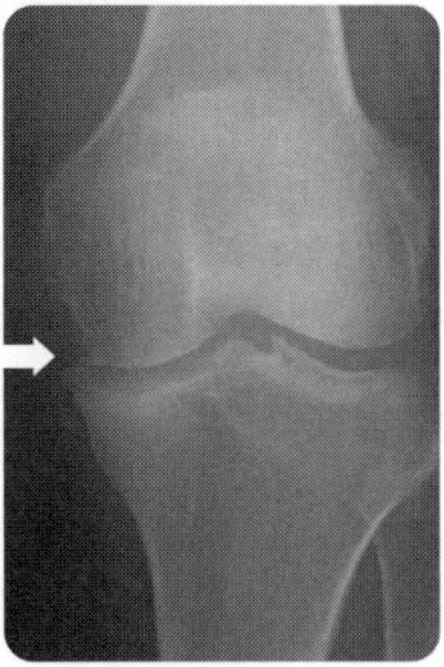

内側の骨と骨の間が狭くなり、軟骨がすり減っている

T・Mさん／72歳／男性

「車椅子を覚悟した骨壊死から奇跡の回復。ひざの関節には、体操が一番のクスリです」

50代前半から、階段を下りる時にひざが「ズキッ」と痛むことがありました。一年にほんの数回でしたので、さして気にとめていなかったのですが、四年前のある日、あぐらをかいた姿勢から立ち上がれないことがあり、それからは歩行時に足にひきつりに似たおもだるさを感じるようになりました。

決定的な瞬間は、三年前の四月に訪れました。仕事の会合で正座した瞬間、右ひざに激痛が走ったのです。翌日には右ひざ全体が腫れてきて、三日目にはひざが通常の二倍ほどに腫れ、上から足の指が見えないという状態でした。痛みで仕事のための靴も履けず、当然歩くことすらままならず……タクシーに乗り、やっとの思いで訪れた整形外科で撮ったレントゲンにより「変形性膝関節症」と診断され、すぐにひざのお皿の水を抜いたのですが、痛みで悲鳴を上げたほどでした。ここでは一週間に一度30分のマッサージを受けましたが、その場では良くなっても家に帰ると元通り、という生活が半年ほど続きました。

その医院に三年通っている方から、「三年前とあまり変わっていない」という話を聞いた私は、いてもたってもいられずにリハビリ施設のある院を紹介してもらいました。そこが銅冶先生のクリニックだったというわけです。

自分のひざをなかばあきらめていた私は、すぐに人工関節について聞いてみたのですが、先生の答えは「手術よりもリハビリで治した方がいい」というものでした。レントゲンとＭＲＩで両ひざの骨壊死（ひざ周囲の血管が詰まることによる機能不全）が判明し、「これは大ごとだ」ということで、椅子に座って腰を曲げたり、片足を椅子に乗せて前に体重をかけたりといった五種類のひざの運動をそれぞれ10回１セット×５で計50分、毎日朝昼晩、必死になって継続しました。

すると、やり始めて半月後には右ひざの痛みが半減したのです。一か月後には痛みが７割減り、半年後には８割楽になりました。一年ほどたったいまでは正座や寝返りはもちろん、いままで見るのも怖かった階段を、楽に上り下りすることができるようになりました。それにより、腰痛まで治ってしまいました。

何より驚いたのが、最近撮影したＭＲＩで壊死の面積がかなり縮小していたことです。銅治先生も、非常にまれなケースだとおっしゃってくださいました。日常生活では制限を設けないことで、かえってストレスの少ない生活を送れているなあ、と感じます。たまに痛むこともありますが、体操を続けているかぎり、よい状態を保っていける自信がありま す。知り合いに足腰の不調を訴える人がいますが、必ずといっていいほど注射と薬、マッサージという受け身の治療しか行っていません。胃腸と違い、関節にとっては体操が一番の薬だと思います。一時は車椅子も覚悟していた私も、気持ちが明るくなりました。銅治先生には、本当に感謝しています。

T.Mさんの右ひざ正面（立位）

初診時のレントゲン画像

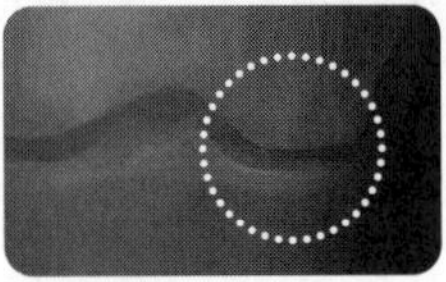

大腿骨内顆が黒くなり、骨壊死を起こしている

三年後のレントゲン画像

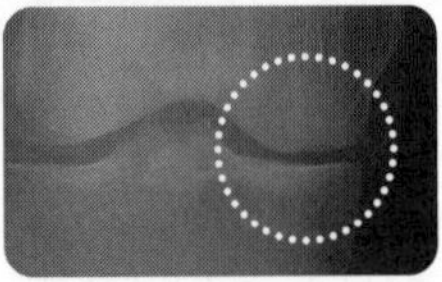

大腿骨内顆の骨壊死の範囲が小さくなっている

T.Mさんの右ひざ

初診時のMRI画像

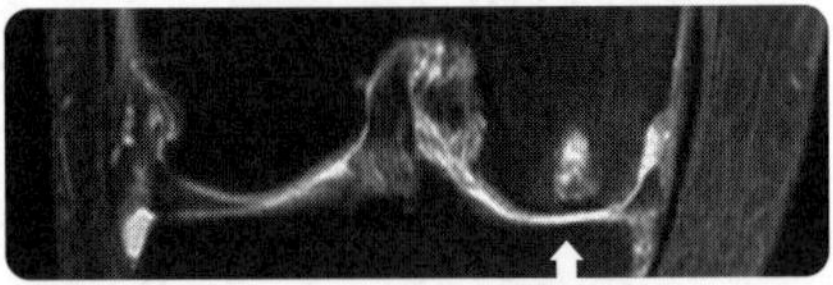

大腿骨内顆に白い部分があり、骨壊死を起こしている

三年後のMRI画像

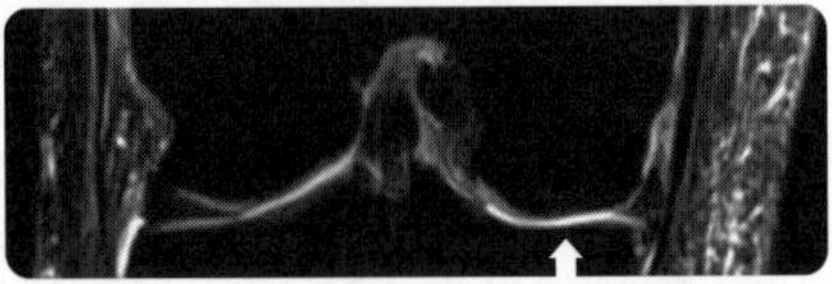

大腿骨内顆の白い部分が小さくなり、骨が再生してきている

おわりに

私が医師になったのも、整形外科医を選んだのも、「痛み」がきっかけでした。

祖父は外科医、父は内科医いう医師の家系でしたが、子どもの頃はとくに医師になろうとは思っていませんでした。むしろ、昆虫学者や動物学者にあこがれていて、家で飼っていた犬やアヒルと過ごしたり、カブトムシやクワガタムシを幼虫から成虫に育てたりすることが好きした。

高校1年の時、母が首から手にかけて痛みとしびれを訴えるようになりました。通院して、薬を飲んだり、電気をかけたりしたのですが、一向に治りませんでした。鍼にも行ったのですが、改善は一時的なものに過ぎませんでした。

いま思えば、典型的な「頸椎症性神経根症」だったのでしょう。症状は一年くらい続き、いつの間にか治まっていました。結局、原因も不明で、治療法もパッとしなかったのですが、このときの経験で「人間の体って不思議だな」と、興味が動物から人間に移っていったのです。

整形外科に進んだのは、私自身の痛みがきっかけでした。

医大生だった20歳の時、酔った勢いでふざけて、路肩のガードレールを跳び越えたのですが、着地時に腰をひねってしまいました。そのときは痛くなかったのですが、翌朝、腰痛でベッドから起き上がれない自分がいたのです。

大学病院の整形外科を受診しましたが、

「レントゲンでは異常ありませんので、とりあえず痛み止めを出します」

という、よくある対応でした。

ひどい腰痛は一週間ほどで治まったものの、以来年に一、二度ぎっくり腰のような症状に悩むようになりました。この痛みも、医学的には原因不明でした。またしても「痛みの謎」にぶつかった私は、「この痛みを克服してやる」と思い、整形外科の道を選んだのです。

医師になってから十年ほどは、外科医として一人前になるために手術三昧の日々でした。一例でも多く手術を行い、経験を積んでいくことにやりがいを感じていました。このときの経験が、保存療法か手術かの判断や、運動療法指導の微妙なさじ加減に役立っています。

外科医としての修行がある程度落ち着くと、たいていの医師は自分の専門分野を決め、専門分野を深めるために大学院で研究を行います。

私が選んだのは、医師になるきっかけになり、整形外科医になる決め手にもなった「痛みの謎」でした。ようやく本来やりたかったことに向き合えると意気込んでいましたが、現実はそんなに甘くはありませんでした。「腰痛の85％は原因不明」といわれるように、痛みは分からないことだらけで、なかなか本質に迫るような研究ができなかったのです。

しかし、大学院は在学中に研究結果をまとめ、学会誌に載せて学位論文にしないと落第してしまいます。なんとか痛みに関係しそうな実験を行い論文にしましたが、「痛みの解明にはほど遠い」という挫折感を味わわずにはいられませんでした。結局、私は痛みの謎を解明することができなかったのです。


考えた末に思い至ったのは「**腰もひざも『運動器』なのだ**」ということです。

「運動器は動くことが主な役割の臓器なのだから、動かし方を治療につなげる運動療法が合理的なはず」と考え、整形外科医としては異例のリハビリを専門とすることにしました。

運動療法の効果には諸説ありますが、さまざまな手法を自分の体で試し、患者さんの症状に合わせて効く方法を探る作業を続けていくうちに、痛みに対する運動療法の効果を確信するに至ったのです。

そして、自分の理想とする医療を心ゆくまで実践するために、お茶の水にクリニックを開業しました。開院してしばらくは腰椎や頸椎の痛みには運動療法である程度の結果が出せたものの、ひざや股関節の痛みには苦戦していました。

とくにひざ関節は変形の程度もさまざまで、リハビリといっても関節の拘縮が強く、ほとんど動かせないような人もいました。

そこで、従来の運動療法だけではダメだと考え、ゆらし体操やお皿・筋肉の体操などを追加し、ひざのリハビリ体系を構築していきました。

こうしてたどり着いたのが「痛みナビ体操」です。

ひざの痛みを感じているときは、ひざの機能に何らかの異常が起こっているときです。痛みを嫌がらず、体からの警告としてきちんと向き合ってください。そして、痛みを手がかりに、ひざの機能を改善させる自分に適した方法を見つけることが根治につながります。

変形したひざであっても、立つことさえできれば、運動器としての機能は立派に残っていますし、その機能を改善させることもできるのです。あきらめることなく、自分の痛みに向き合いましょう。

自分の体からの声に耳を傾ければ、きっと前向きな答えが出てくるはずです。

自宅のキッチンテーブルにて

銅冶英雄

Brosseau, L., et al. Thermotherapy for treatment of osteoarthritis. Cochrane Database Syst Rev. 2003.

Roddy, E., et al. Aerobic walking or strengthening exercise for osteoarthritis of the knee? A systematic review. Ann Rheum Dis. 2005;64:544–548.

Mangione KK., et al. The effects of high-intensity and low-intensity cycle ergometry in older adults with knee osteoarthritis. J Gerontol A Biol Sci Med Sci. 1999 Apr;54(4):M184-90

Jan MH., et al. Investigation of clinical effects of high- and low-resistance training for patients with knee osteoarthritis: a randomized controlled trial. Phys Ther. 2008 Apr;88(4):427-36.

Rice DA et al. Quadriceps arthrogenic muscle inhibition: neural mechanisms and treatment perspectives. Semin Arthritis Rheum. 2010 Dec;40(3):250-66.

Richy, F., et al. Structural and symptomatic efficacy of glucosamine and chondroitin in knee osteoarthritis: a comprehensive meta-analysis. Arch Intern Med. 2003;163:1514–1522.

Clegg, D.O., et al. Glucosamine, chondroitin sulphate and the two in combination for painful knee osteoarthritis. N Engl J Med. 2006;354:795–808.

Unger DL. Does knuckle cracking lead to arthritis of the fingers? Arthritis Rheum. 1998 May;41(5):949-50.

Christensen, R., Astrup, A., and Bliddal, H. Weight loss: the treatment of choice for knee osteoarthritis? A randomized trial. Osteoarthritis Cartilage. 2005; 13: 20–27

Messier, S.P., Loeser, R.F., Miller, G.D., Morgan, T.M., Rejeski, W.J., Sevick, M.A. et al. Exercise and dietary weight loss in overweight and obese older adults with knee osteoarthritis: the arthritis, diet, and activity promotion trial. Arthritis Rheum. 2004; 50: 1501–1510.

Verzijl N, Bank RA, TeKoppele JM, DeGroot J. AGEing and osteoarthritis: a different perspective. Curr Opin Rheumatol. 2003;15:616–22.

DeGroot J, Verzijl N, Wenting-van Wijk MJ, et al. Accumulation of advanced glycation end products as a molecular mechanism for aging as a risk factor in osteoarthritis. Arthritis Rheum. 2004;50:1207–15.

Zafar Rasheed, ey al. Haqqi Advanced glycation end products induce the expression of interleukin-6 and interleukin-8 by receptor for advanced glycation end product-mediated activation of mitogen-activated protein kinases and nuclear factor-κB in humanosteoarthritis chondrocytes. Rheumatology (Oxford). 2011 May; 50(5): 838–851.

Duivenvo orden, T., Brouwer, R.W., et al. Braces and orthoses for treating osteoarthritis of the knee. Cochranp Database Syst Rev. 2015

Kirkley, A.,et al. The effect of bracing on varus gonarthrosis. J Bone Joint Surg Am. 1999;81:539–548.

complex regional pain syndrome. Pain. 2001 Apr;91(3):251-7.

Larsson AC, Petersson I, Ekdahl C. Functional capacity and early radiographic osteoarthritis in middle-aged people with chronic knee pain. Physiotherapy Research International. 1998;3(3):153–163.

McAlindon TE, Cooper C, Kirwan JR, Dieppe PA. Determinants of disability in osteoarthritis of the knee. Annals of the Rheumatic Diseases. 1993;52(4):258–262.

Nam J, et al. Biomechanical thresholds regulate inflammation through the NF-kappaB pathway: experiments and modeling. PLoS One. 2009;4(4):e5262.

Ding C,et al. Do NSAIDs affect longitudinal changes in knee cartilage volume and knee cartilage defects in older adults? Am J Med. 2009 Sep;122(9):836-42.

Blagojevic, M., et al. Risk factors for onset of osteoarthritis of the knee in older adults: a systematic review and meta-analysis. Osteoarthritis Cartilage. 2010;18:24–33.

Madhavan S, et al. Biomechanical signals suppress TAK1 activation to inhibit NFkappaB transcriptional activation in fibrochondrocytes. J Immunol. 2007 1;179(9):6246-54.

Gelber AC, et al. Body mass index in young men and the risk of subsequent knee and hip osteoarthritis. Am J Med. 1999 Dec;107(6):542-8.

参考文献

Katz JN.Parachutes and Preferences--A Trial of Knee Replacement. N Engl J Med.2015 Oct 22;373(17):1668-9.

Yoshimura N, Muraki S, Oka H, et al.: Prevalence of knee osteoarthritis, lumbar spondylosis, and osteoporosis in Japanese men and women: the research on osteoarthritis/osteoporosis against dis ability study. J Bone Miner Metab. 2009; 27(5):620-8.

Zhang W, et al. OARSI recommendations for the management of hip and knee osteoarthritis, Part II: OARSI evidence-based, expert consensus guidelines.Osteoarthritis Cartilage. 2008 Feb;16(2):137-62.

Moseley, J.B., O'Malley, K., Petersen, N.J., Menke, T.J., Brody, B.A., Kuykenall, D.H., et al. A controlled trial of arthroscopic surgery for osteoarthritis of the knee. N Engl JMed. 2002; 347: 81–88.

Skou, ST, et al. N Engl J Med. A Randomized, Controlled Trial of Total Knee Replacement.2015 Oct 22;373(17):1597-606.

Creamer P, Lethbridge-Cejku M, Hochberg MC. Factors associated with functional impairment in symptomatic knee osteoarthritis. Rheumatology. 2000;39(5):490–496.

Weber M, Birklein F,et al.Facilitated neurogenic inflammation in

本書は2016年3月に小社より刊行された
単行本を加筆・再編集したものです。

[著者プロフィール]

銅冶英雄（どうや・ひでお）

どうやリハビリ整形外科 院長
1994年、日本医科大学卒業。千葉大学付属病院、成田赤十字病院、国立がんセンター中央病院、千葉県立こども病院、千葉リハビリテーションセンターなどで勤務。豪州ベッドブルック脊椎ユニット留学などを経て、2022年新潟に「どうやリハビリ整形外科」を開院。2014年NPO法人疼痛保存療法協会を設立。その間、2004年に国際腰椎学会日本支部賞、2005年に国際腰椎学会・学会賞を受賞。自身も、20歳のころから腰痛に悩んだ。その体験を生かし、「痛みナビ体操」による運動療法・オーダーメイド靴・栄養療法を組み合わせて体の痛みを根本的に取る治療法を考案する。医学博士。著書に、『4万人の腰部脊柱管狭窄症を治した！腰の痛みナビ体操』（小社）、『腰の脊柱管狭窄症が革新的自力療法痛みナビ体操で治った！』（わかさ出版）、『頸椎症を自分で治す！』（主婦の友社）、『腰・首・肩の激痛がみるみる消える！ 奇跡の自力療法「背中ほぐし体操」』（宝島社）など多数。

8万人のひざ痛を治した!
痛みナビ体操

2023年（令和５年）９月13日　第１刷発行
2023年（令和５年）９月30日　第２刷発行

著者────── 銅冶英雄

発行者───── 塚本晴久

発行所───── アチーブメント出版株式会社
〒141-0031
東京都品川区西五反田2-19-2 荒久ビル４Ｆ
TEL 03-5719-5503／FAX 03-5719-5513
https://www.achibook.co.jp

装丁・本文デザイン── 轡田昭彦＋坪井朋子

モデル───── 土山茜（amipro）

撮影────── Chiai（ままちめ）

イラスト──── 中島直子

編集協力──── est Inc.

校正────── 株式会社ぷれす

印刷・製本─── 株式会社光邦

ISBN 978-4-86643-144-4